療育整体で「こころ」を育む

Ryouiku Seitai ❷

松島眞一
Matsushima Shinichi

花風社

療育整体で「こころ」を育む　目次

第一部

もくじ

第二部

実技編 内臓＝こころを整えていく

第一部

理論編

「こころ」は内臓に宿る

発達援助の強力なツールとして、療育整体が認知されてきた

浅見　さて、松島さん、今般花風社は、二〇二三年三月に出版され大評判になった『療育整体——勝手に発達する身体を育てよう！』に続く本を一緒に作らせていただくことになりました。ありがとうございます。最近は松島さんが全国に出かけられて療育整体の講座を開かれ、次々と満員御礼。療育整体が定着してきた感があります。

松島　おかげさまで、本を出していただいてからまた療育整体の認知度が広まりました。各地でたくさんの出会いがあり、お役に立てていて、ありがたい限りです。

浅見　何しろ療育整体には効果がありますものね。しかも簡単。し

かも即効性がある。発達援助の有力なツールとして、最強です。

療育整体は、手軽さと効果の著しさが評判になり、全国に広まっている。

どうやら発達援助においては、東洋医学に軍配が上がった件

浅見 今回はこの本で、その療育整体のバックボーンである東洋医学（中医学）について教えていただきたいと思っているのです。

なぜ今になって改めて東洋医学（中医学）を学びたいと思ったのか、お話しましょう。

花風社はもう四半世紀ほど、「発達障害特性にまつわる苦しみがどうにかならないものか」と考えてきました。そして様々な方々のお知恵をお借りして本にしてきました。そして気づいたのです。「発達障害は治らないよ」と決めつけず、何か方法がないかと治すことに真剣に取り組んでいる専門家は、たとえ西洋医学のお医者さんや心理士さんでも、東洋的な手法を排除しない方たちだということに。

その方たちの実践と、実際に治っていく読者の方々をみて、どうやら東洋的な知見が効果があることに気づいたのです。だから改めて、東洋医学（中医学）について学びたいと思ったのです。

松島　実を言うと、大変に概念の広いひとつの世界観、大いなる体系なんですね、中医学は。

浅見　そうみたいですね。

松島　だから私が東洋医学、中医学を語ったら、「違うよ」という方もいると思います。けれども療育整体にどのように中医学の概念を取り入れ、活かしているか、それはお話しできると思います。

浅見　ぜひ教えてください。

松島　はい。
　この本を通して、「療育整体がどのように中医学を取り入れているか」を読者の皆様にお伝えしたい。それがきちんと伝われば、過敏等の特性があるために、たとえ整体を施術するのが難しいお子さんにも、「家庭の中で何かできること」が見つかるはずなのです。中医学による現象（症状）の見立て方を知れば、お子さんの発達の手がかりがより広く得られるはずです。そして、ご家族が平和に暮らせるための手段が増えます。

浅見　それは楽しみですね。

東洋医学（中医学）の見立て方を知れば、発達の手がかりがより広く得られる。そして家族が平和に暮らせるための手段が増える。

東洋医学の即効性に驚いた

浅見　実を言うと、発達障害に関わる前の私は、西洋医学も東洋医学もよく知りませんでした。発達障害を通じて両方の医療を自分に活かしている皆さんのお話をきいたりする前は、西洋医学＝即効性、東洋医学＝ゆっくりと効く、みたいなイメージを持っていました。ところが発達障害の症状へのケアとして東洋的な知見を持ったお医者さん、心理士、そしてボディケアの人たちとお仕事をさせていただくうちに、「なんだ東洋医学の方が即効性があるじゃないの」とさえ考えるようになったのです。

松島　そうかもしれません。

発達に課題を持つ子の親という私の立場からすれば、とにかく副作用の強い薬をのませないで済む方法がほしかったんです。そしてもともと学んできた中医学の概念を使えば、それが実現できるのではないかと思いました。

そこで、まずは、発達するための整体を編み出しました。それが、骨格を整え、血流を上げる療育整体です。

療育整体は、発達障害の子に対する身体アプローチの一つではありますが、どこかに通う必要もなく、家庭で取り組めて、接触が苦手なお子さんにでも最小限の時間で行えます。お子さんが寝ている間にも行えますし、洗髪しているときに頭への施術をすることもできます。そうした取り組みやすさから実践してくださる方が増えました。

けれどもそれでも、どうしても触れられることをいやがるお子さんもいます。

中医学の知見を使うと、触れられることを嫌がるお子さんにも、何かやってあげられることがあるのです。

浅見　それはいいですね。

とにかく「何かやってあげたい」という親心の強さを皆さんから感じます。

「こころは内臓に宿る」というのが中医学の考え方

松島　そこで有効なのが、「こころは内臓に宿る」という中医学の考え方です。
こころは内臓に宿るので、内臓への手当てでこころを整えることができます。家族が平和に暮らせます。

中医学では「こころは内臓に宿る」と考える。この考え方で、できることが増える。

松島　人には「気持ち」というものがありますね。
これが乱れたりすると、本人も家族も大変なわけです。

中医学では、「気」を「身体の中を流れるエネルギー」ととらえます。どんな感情も人間が生きていく上で自然に湧いてくる必然的なもの。そして必要なもの。

そしてそれは内臓によって生み出されます。

だから気持ちを整えるには、内臓を整えることが大事だと考えるのです。

気持ちを整えるには、内臓を整えることが大事。

浅見　いいですね。

松島　この本ではもちろん整体もご紹介しますが、「身体に触れられなくてもご家庭でできること」をお伝えしていきたいと思っています。そのためには、中医学の「陰陽五行説」がとても役に立つのです。先に言ってしまうと、内臓の機能を整えるために、家庭でできることを増やせるのです。

浅見 楽しみです。

こころは内臓に宿る、という中医学の根本概念を適用すれば、家庭でできることが増える。

陰陽五行説を、発達援助に活かそうというのが本書の試み。

東洋医学とは、しっかりした医学である

浅見　花風社は、松島さんたちのような整体方面の方だけではなく、心理士やお医者さんでもとにかく「東洋系の知見を排除しない方たち」に著者になっていただき、多くの読者に喜んでいただきました。あまりに皆さん治っていかれるので、逆にそれから東洋の人体観に興味を持ち、本など買って読んでみました。もちろん素人なので「簡単にわかる」とかそう銘打っている本に手が伸びます。でも……簡単にはわからないですね。

松島　そうかもしれません。

浅見　なんで簡単じゃないのか、考えてみたら簡単でした。実は東洋医学って、医学なんですね。

松島　そうです。

浅見　当たり前ですよね。ところが、東洋医学＝民間の知恵、みたいなイメージが日本ではあると思うんです。西洋医学が正統派で、保険適用されていて、お医者さんたちの社会的地位も収入も高くて、みたいな事実から、印象操作されてきたと思うんです。でもコロナ禍を経験してわかったことは、「別に日本の正統派医療ってやつはそんなに優秀じゃない」っていうことです。医者たちの予言は一個も当たらなかったし、他国に比べてバカみたいに感染対策（医療利権）にお金を費やしたあげくに世界でビリになって国民の足をむしろ引っ張ったし（↑暴言注意報）。

まあともかく、そういう印象操作のせいで、なんとなく「たんなる民間の知恵」だと思わされていた東洋医学は実はかっちりした学問で、けっこう体系があって、勉強すると難しい、ということがわかりました。

松島　中医学の体系ははたしかに大きく、突き詰めてしまう人は中国に留学してしまうと思います。ただ、大陸のことですから、わりと融通無碍な解釈が許されています。

そもそも東洋医学というものの範囲は広くて、おおざっぱに言うと「シルクロードの通り道で発生した医学」なんです。インドにアーユルヴェーダというのがあるのを聞いたことありますか。

浅見　タイのエステサロンみたいなところで、額に油をたらす施術を受けたことがありますね。頭がすっきりして、とても気持ちよかったです。あれはアーユルヴェーダだと説明されました。

松島　シルクロードを通った医学が日本にも伝わり、日本の東洋医学もそこから派生しています。

シルクロードを通った医学が東洋医学。
実は日本オリジナルのものもある。

東洋的な食養生も役に立つ

松島 たとえば「医食同源」という言葉は日本オリジナルです。

浅見 そうなのですね。中国では、食と健康が関連あるという発想はしないのですか？

松島 いえいえ、中医学では食をとても大切にします。そして「薬食同源」という言葉を使います。

浅見　薬膳みたいなお料理で食養生をするということですか？　外食すると、少々お値段が張るような。それで実はあまり美味しくなかったり……。

松島　極端に言えば、そういう食養生もありますが、もっと身近に取り入れられる知恵も東洋医学にはたくさんあるんですよ。お料理の得意な方なら、楽しみながら食養生ができますし、それが発達凸凹の特性を持つお子さんにも活かせると思います。

どういう状態のときにどういうお料理を出せばいいか、それもこの本ではお伝えしたいと思います。

浅見　それは助かりますね。

松島　たとえば生姜が身体を温める、という民間の知恵はもちろんご存じだと思います。

浅見　普段のお料理の中で活用していますね。

松島　中医学では音読みが基本なので、生姜も「しょうが」と読まずに「しょうきょう」と読みます。しょうきょうのように、一個だけつかうときは「生薬」と言います。そして何か二種類以上まぜて使うときは「漢方」です。

浅見　ああ、生薬は一種類、それを二種類以上まぜたものが漢方薬なのですね。

松島　そうです。

浅見　でも療育整体の講座では薬には触れていませんよね。たとえ漢方薬でも。

松島　はい。漢方薬は漢方医の方が処方します。ドラッグストアで手に入るものもありますが。

　実際の講座の中で薬の話はしなくても、お料理についてお話しすることは多いんですよ。お子さんのコンディションを食を通じて整えることは可能なので。

浅見　お料理こそ、家庭だからできる取り組みですものね。

薬ではなく食養生で内臓を整えるやり方も、東洋医学から学べる。

こころは内臓にあるって実は当たり前のこと

松島 なぜ食でコンディションが整うか。それは先ほども言ったように、中医学では、こころは内臓にあると考えているからです。それがヒントになります。

考えてみれば当たり前なんです。

原初の生命は海の中にいた軟体動物。全身、腸管みたいなつくりでした。口と肛門と腸で成り立っているような。

浅見 そうですね。

松島 つまり、脳より腸が先にできたということです。

腸が生まれて肝臓が生まれて心臓が生まれて、動きが始まりました。

そしてその記憶を保存しようと脳ができたわけです。

原初の生命においては、脳より内臓が先にできていた。
ならば、こころが内臓にあるのは不思議ではない。
その仮説を発達援助に活用する。

松島　こころは内臓にある。ならば、家族が平和に暮らしていくためには、それぞれが内臓を整えればいいということです。

浅見　たしかにそうですね。ただ、中医学を引っ張りだすまでもなく、こころが内臓にあるなんて、当たり前のことに思えますが。

松島　英語でもgut feelingという言葉があるんでしょう。腸の感じはどうですか、という。

浅見　私は物事を決めるとき――たとえば今回みたいに松島さんの本を出そうとか――全部内臓の感覚で決めているんですけど。

松島　浅見社長は本能的に決断される方ですね。「腹が据わっている」というか。

浅見　内臓で決めるので、決断が速いですね。だからこそ、内臓がきちんと機能する状態を作っておくのは大事だということはそれこそ「身に沁みて」います。

松島　今「腹が据わっている」とか「身に沁みている」という言葉遣いが出てきました。お腹にまつわる言葉は多いですよね。「腹が立つ」「太っ腹」「腹をくくる」「腹の虫が収まらない」「腹黒い」。「腹に据えかねる」それと「腑に落ちない」なんていう言葉もあります。内臓とこころの関連には、昔から人は気づいてきたということですね。

浅見　本当ですね。

こころは内臓にある。
だからこそ内臓の調子を整えておくことは大事。

お腹に触れるのは大事

松島 だから、療育整体はお腹への施術をとても大事にしています。お腹に触れることで、実際にお子さんたちが穏やかになります。

訪問整体に伺い、痲癪の強いお子さんなどに会ってみると、副交感神経が上がってこないのがわかりましたので。

浅見 「副交感神経が上がってこない」とはどういうことでしょう？

ここで、交感神経、副交感神経についての基本情報を確認させてください。

・交感神経↓興奮させる
・副交感神経↓リラックスさせる

ですよね？
そのバランスが取れている状態が健康な状態なんですよね？

松島　そうです。

浅見　けれども松島さんが観察したところ、癇癪の強いお子さんの場合は、副交感神経がうまく機能していないということをおっしゃっているんでしょうか。その結果交感神経の独壇場になっている。

松島　そうです。だからつねに「キレて」いる。暴れている。つまり状態像としては、酸欠なんです。

浅見　そうなんですね。

松島　なぜかというと、交感神経が常に優位だと身体が酸欠状態になり、筋膜（ファシア）がしまりっぱなしで、内臓が動かなくなっているんです。

浅見　キレているときのお子さんは、そういう状態なんですね、なるほど。

松島　だったら副交感神経が上がってくるように施術して内臓が動くようにしようというのが、療育整体の最初の発想です。そこには中医学の影響が大きいのです。

こころは内臓に宿る。

交感神経、副交感神経のバランスをよくするためにも、療育整体ではお腹への施術を大事にしている。
実際にお腹に触れるとお子さんたちが穏やかになる。

五行説を発達援助に活用する

松島　感情とは、自然に起きてくるものです。けれども高まりすぎた感情は内臓に影響し、無意識に我慢して溜め込んだ感情などは血の流れやエネルギーの流れを阻害し、病気の原因の一つになりうると考えられてきました。

浅見　それは実感がありますね。誰しも思い当たるところがあるのではないでしょうか。

松島　そして感情には種類があります。東洋医学では「怒《ど》」、「喜《き》」、「思《し》」、「憂《ゆう》」、「悲《ひ》」、「恐《きょう》」、「驚《きょう》」の七つに分けられています。

そして、それぞれの感情の変化によって、どの内臓がダメージを受け不調になるか示唆しています。

たとえば怒りの感情が強いときは肝臓への手当てが有効なんですよ。

浅見　そうなんですか？　やってみますね。

内臓ごとに手当ての仕方を覚えると、こころが平和になる

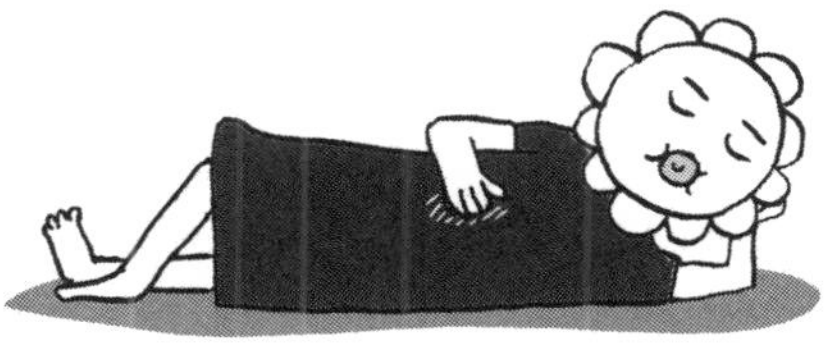

↓家庭が平和になる↓発達が促せる。

浅見　本当に、肝臓に手を当てるとすっと怒りが引いていきますね。感情に振り回されているとき、具体的にどこに手当てをすればいいか、教えていただけると役立ちそうです。

松島　そのためにはまず、「五行説」をご紹介しなくてはなりません。中医学の本を読むと必ず五行説に触れているでしょう。

浅見　中国の思想は万物を「陰陽」と「五行」で解釈するみたいですね。どの本を見てもそう書いてあります。

松島　五行説とは、「万物は自然界における　木・火・土・金・水の五つの基本物質で構成され、そのバランスのもとに成り立つ」という哲学です。

き・ひ・つち・きん・みず と読むのではなく「もっかどごんすい」と読みます。

浅見 音読みですね。

松島 そうです。

木《もく》のエレメントは樹木のように「伸長していくもの」を表します。

火《か》のエレメントは火のように「燃え上がるもの」を表します。

土《ど》のエレメントは土のように「養うもの」を表します。

金《ごん》とは鉱物。鉱物は形を変えますので「変革するもの」を表します。

水《すい》のエレメントは水のように「流れ潤すもの」を表します。

浅見 万物は伸長したり、燃え上がったり、養ったり、変革したり、潤したりするということですね。

松島　はい。そしてこの五つの性質は、互いに高めあうこともあります。たとえば水は木を育てますね。

浅見　そうですね。

松島　そういう高めあう関係性を「相生《そうせい》」と呼びます。そして水は、木を育てる一方で、火は消しますね。

浅見　そうですね。

松島　そういう機能を打ち消しあう関係を「相克《そうこく》」と呼びます。このように、相生と相克の陰陽、木火土金水の五行のエレメントで万物を解釈するのが、陰陽五行説です。

浅見　なるほど。「陰陽五行説」とは、そういうものだったのですね。

万物はその機能に応じて五行に分けることができ、機能を高めあう組み合わせと抑制しあう組み合わせがある。それが陰陽五行説である。

色体表

五志《ごし》	五色《ごしき》	五華《ごか》	五季《ごき》	五液《ごえき》	五悪《ごあく》
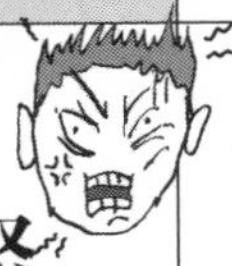 怒	青	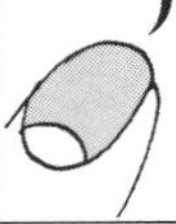 爪	春	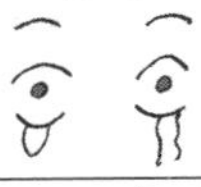 涙	風
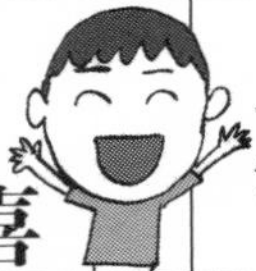 喜	赤	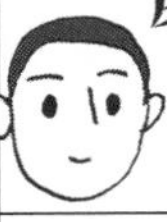 顔	夏	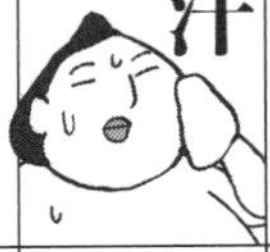 汗	熱
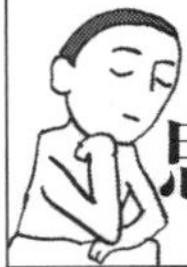 思	黄	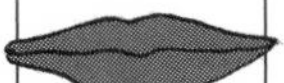 唇	長夏（土用）	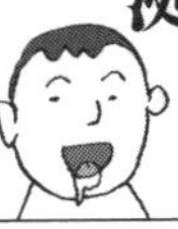 涎	湿
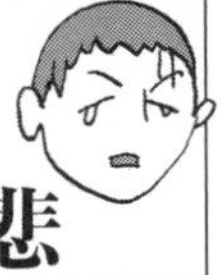 悲	白	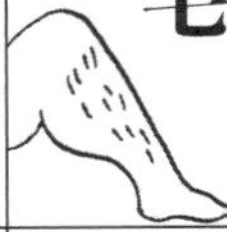 毛	秋	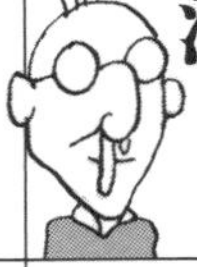 洟（鼻水）	燥
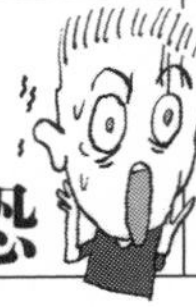 恐	黒	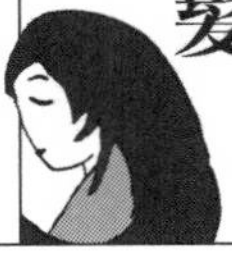 髪	冬	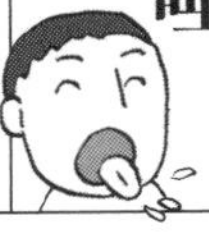 唾	寒

五行の

五行《ごぎょう》	五臓《ごぞう》	五穴《ごけつ》	五腑《ごふ》	五味《ごみ》	五主《ごしゅ》
木	肝《かん》	目	胆	酸	筋
火	心《しん》	舌	小腸	苦	血脈
土	脾《ひ》	口	胃	甘	肌肉
金	肺《はい》	鼻	大腸	辛	皮
水	腎《じん》	耳	膀胱	鹹《かん》 塩からい	骨

五行の関係

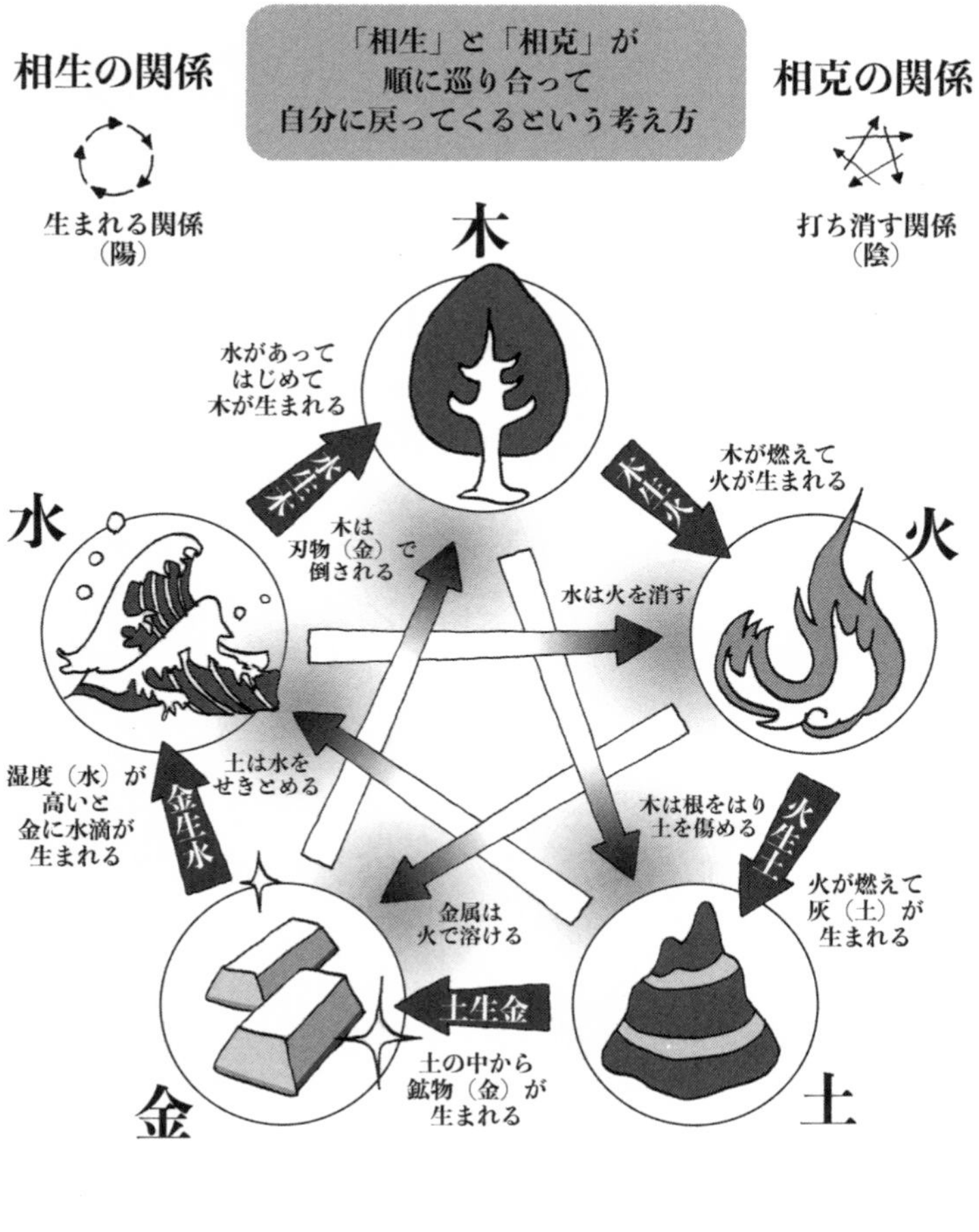
「相生」と「相克」が
順に巡り合って
自分に戻ってくるという考え方
相生の関係
生まれる関係
（陽）
相克の関係
打ち消す関係
（陰）
木
火
土
金
水
水があって
はじめて
木が生まれる
水生木
木が燃えて
火が生まれる
木生火
火が燃えて
灰（土）が
生まれる
火生土
土の中から
鉱物（金）が
生まれる
土生金
湿度（水）が
高いと
金に水滴が
生まれる
金生水
木は
刃物（金）で
倒される
水は火を消す
木は根をはり
土を傷める
金属は
火で溶ける
土は水を
せきとめる

身体の中にも五行がある

松島 そして健康であるためには、相生と相克がうまく働き、身体の中のバランスを取ることが大切だとされています。

浅見 身体の中にも五行があるということですね。

松島 そうなのです。中医学では、五臓という考え方をします。「肝」「心」「脾」「肺」「腎」となります。

> 五行の世界観を、内臓に当てはめたのが五臓
> 「肝」「心」「脾」「肺」「腎」

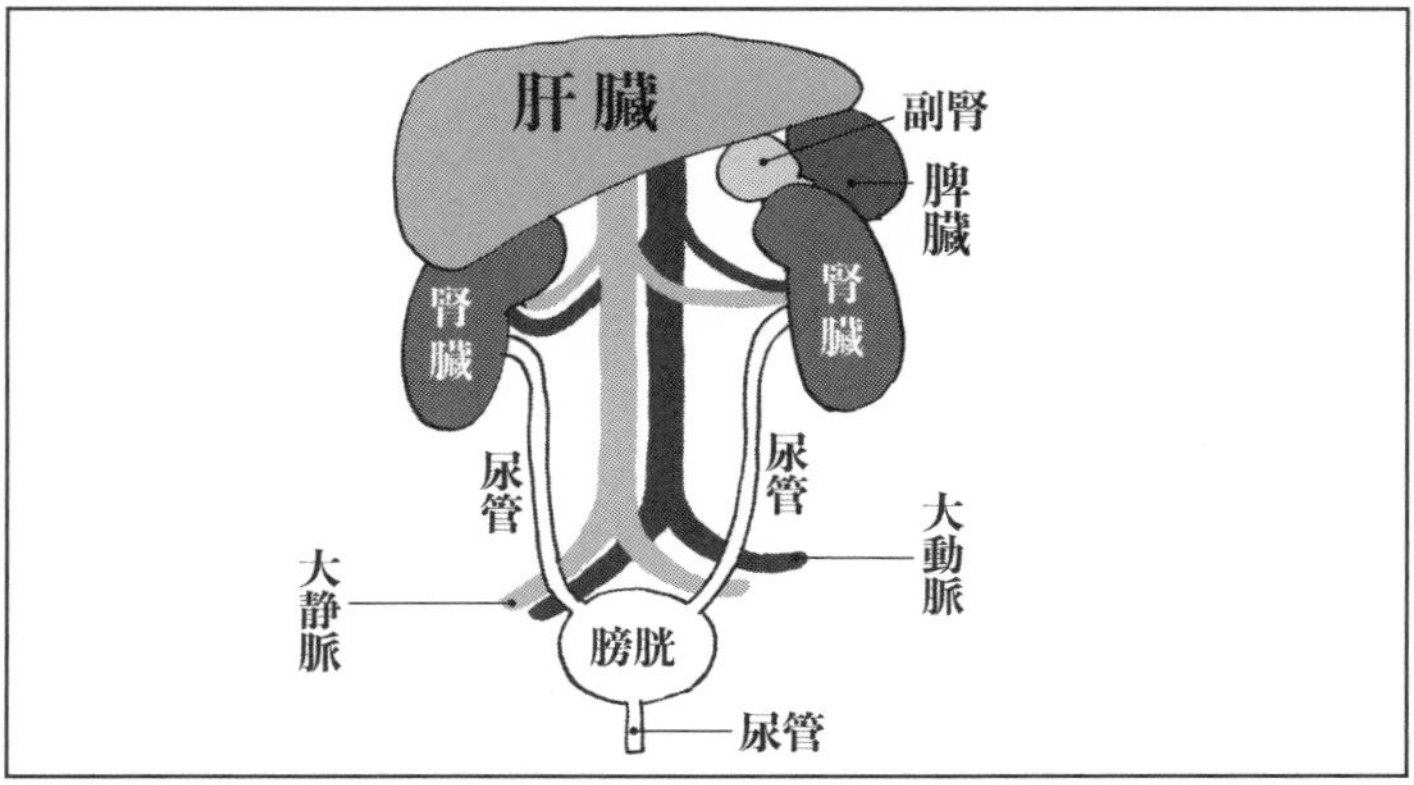
肝臓
副腎
脾臓
腎臓
腎臓
尿管
尿管
大動脈
大静脈
膀胱
尿管

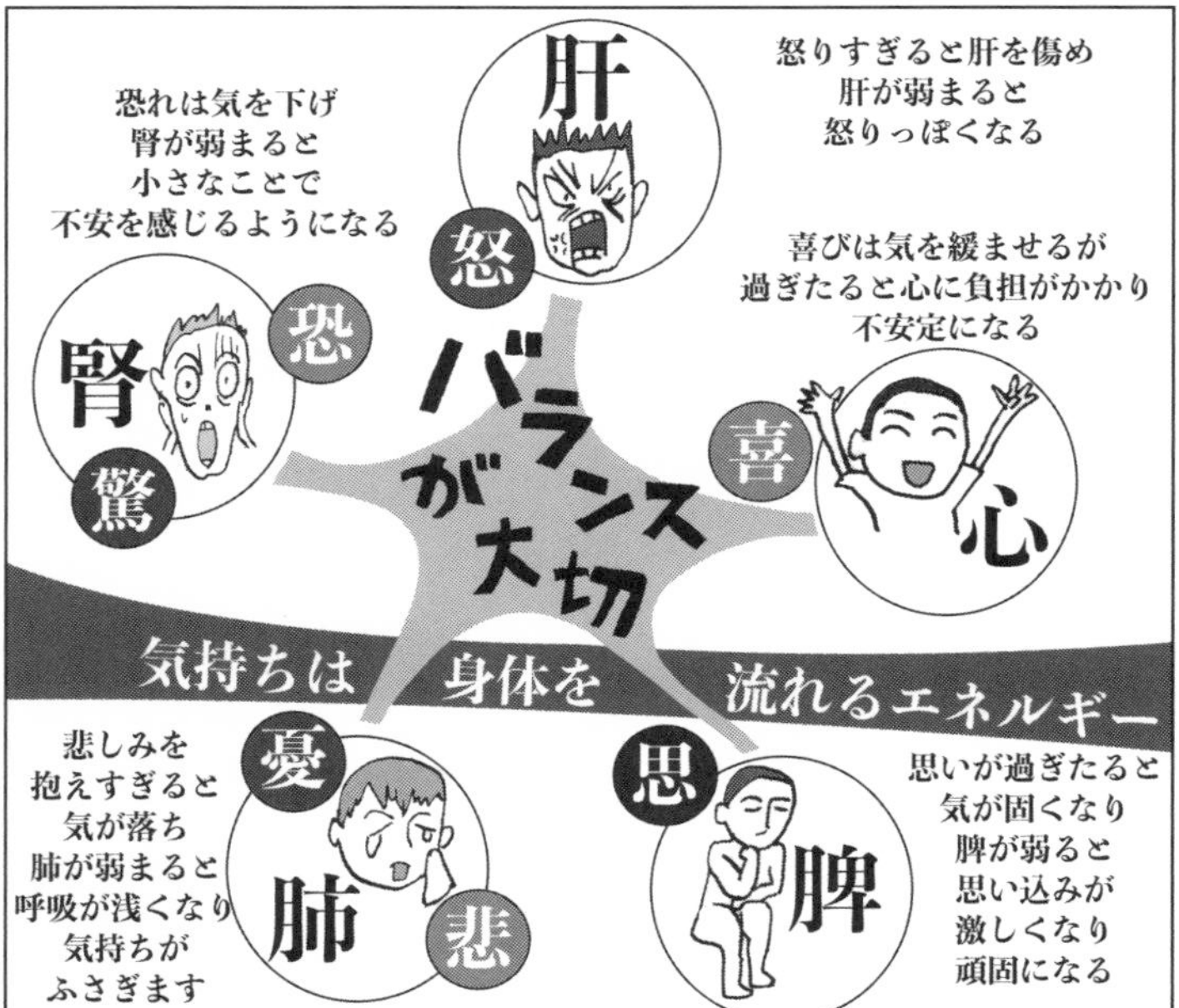
肝
怒
怒りすぎると肝を傷め
肝が弱まると
怒りっぽくなる
恐れは気を下げ
腎が弱まると
小さなことで
不安を感じるようになる
腎
恐
驚
喜びは気を緩ませるが
過ぎたると心に負担がかかり
不安定になる
喜
心
バランスが大切
気持ちは 身体を 流れるエネルギー
悲しみを
抱えすぎると
気が落ち
肺が弱まると
呼吸が浅くなり
気持ちが
ふさぎます
憂
肺
悲
思
脾
思いが過ぎたると
気が固くなり
脾が弱ると
思い込みが
激しくなり
頑固になる

五臓とは

松島 内臓を五行に当てはめて

木＝肝
火＝心
土＝脾
金＝肺
水＝腎

という考え方を、中医学ではします。

浅見 なんか……こじつけみたいですね。

松島 こじつけみたいなんですけど、案外当たっていますから安心してください。

浅見　わかりました。では安心して先を教えていただくことにします。

例えば、私は松島さんに教えていただいた肝臓への手当てで怒りが穏やかになります。

五臓の肝は、肝臓ですか？

松島　そこは色々な解釈があるのです。そもそも、実際の臓器は五つだけではないでしょう？

浅見　そうですね。

松島　どうしても五臓と聞くと、「肝臓」や「心臓」などの臓器そのものを連想しがちです。そして「五行の肝＝肝臓」ととらえている人も中にはいます。そういうとらえ方も「あり」だとは思います。

けれども療育整体では、身体のあらゆる「機能」や「役割」、そして「臓腑」や「部位」をざっくり五つに分けている状態を表している、と考えています。

> **五臓は、その字の表す臓器だけではなく機能全体をさしていると療育整体ではとらえている。**

◎木＝肝＝怒

浅見　ということは、「肝」とは……？

松島　「肝」とはいわば、「肝の機能」です。
肝の役目は、バランスをとることなんです。

自律神経の機能をひっくるめて肝ととらえています。
そして木＝肝は、五行によると、「怒」の感情を司っています。

浅見　怒りが強い、とかそういうことですか？

松島　怒るべきときに怒れないのも問題です。
大事なのは「過不足ないこと」なのです。

浅見　バランスが大事なのですね。

内臓における木は五臓は肝。
肝臓や自律神経。
怒りを司る。

問題行動にはまず内臓への手当てを

松島　そして肝のエネルギーが過剰だと、急に怒りだしたりすることもあります。癇癪が強い子は、肝のエネルギーが強すぎたりします。場合によっては、強度行動障害と呼ばれる症状に結びついたりします。

浅見　主として西洋医学が発達障害に適用されている場合には、そういう子には薬が出されたりしていますね。

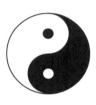

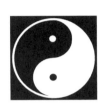

松島　親御さんの中には、私も含めて、それに抵抗がある人も多いです。

だから、癇癪を起こす子がいたら、「じゃあ肝臓を温めてあげようか」という発想を広めたいんです。

簡単な手当てで、憤っていた状態が収まりますので。内臓への手当てが、メンタルを落ち着かせるのです。

問題行動があれば、内臓を手当てする方が話が速い、という発想を広めたい。

身体がまず先

浅見　身体を動かせばメンタルが落ち着くことは、私自身の心身で体験済みです。
何か不安を感じたときは、別に寝転がって金魚体操しなくても、椅子に座ったまま身体を揺らすとすっと不安がなくなるし、怒りは肝臓への手当てで鎮まることも教えていただいたし。

松島　気持ちより、身体が先なんです。だからこころを落ち着かせるには、身体を整えることがまず先。教育とかしつけはそのあとじゃないんですか？　という話です。

騒がしい子がいて「静かにしろ！」と言ったら静かになるわけではないでしょう。

静かにできるように身体を調整した方が速いです。

浅見　発達特性に偏りのあるお子さんには、内臓の不具合もあることが多いですから、そこを治してあげたら、こころの安定や行動変化につながるということですね。

肝と怒りの関連は、それがわかりやすいです。

［肝＝怒（自律神経系）］

怒り過ぎると気が上がりすぎて肝を傷め、肝が弱っているとイライラして怒りっぽくなる。

癇癪が強い子がいたら、薬に頼るよりまず内臓への手当て。

そういう発想ができる人を増やしたい。

◎火＝心＝喜

浅見 さて、他の五行と五臓の関係についても教えてください。五行色体表によると、火＝心のようですが。ここでいう「心」とはどういう機能を指しますか？

松島 循環器系の機能を指します。血流も「心」の役目です。血液は栄養を運びますから、「心」の機能は発達にも大事です。

浅見 そうですね。

松島 そして心は精神面の中心にもなります。
心の司る感情は「喜」です。喜ぶっていうと、いいことだと思われますが、喜びすぎも身体に負担をかけます。バランスを崩すこともあります。

浅見　なるほど！

実は、ＡＳＤ（自閉スペクトラム症）の人たちと付き合っていくうちに、不思議なことにたびたび遭遇しました。

ものすごく楽しい時間を共有したあとに、なぜか落ち込んだりするのです。あのメカニズムが不思議だったのですが、喜びの感情も強すぎるとバランスを崩すのですね。

松島　喜びは気を緩ませますが、気持ちが高ぶった状態が続くと「心」に負担がかかり、「心」が痛むと精神が不安定になります。

そして先ほどの五行色体表に戻り、五味を見てください。

「心」を整える味覚は「苦み」です。

苦いものを食べることによって「心」が整う。これが中医学の食養生なんです。

浅見 苦い食べ物はたくさんありますね。ふきのとう、ゴーヤ。飲み物で言えば緑茶とかも苦いです。苦くておいしい。

松島 レタスや銀杏、アスパラガスやにんにくの芽なども、苦い食材とされています。

古代の中国で生まれた中医学による味覚の分類は、必ずしも日本の現代とは重ならないこともありますが

・五行が火
・五臓が心
・そして心を整える味覚が苦み

と覚えておくと、たとえばお子さんがのぼせているときとかに役に立つわけです。

浅見　なるほど。のぼせているお子さんがいるときには、苦みのある食べ物を出してみる、等の工夫ができるのですね。

松島　まさにそのとおりです。

五行色体表を使えば、何かしらアドバイスできるのです。手ぶらで帰っていただかずに済みます。

〔心＝喜（循環器系、脳の働き）〕

喜びは気を緩ませるが、気持ちが高ぶった状態が続くと心に負担がかかり、心が痛むと精神が不安定になる。

東洋医学の知見があれば、強すぎる感情が内臓を痛めないように、何かしら手当てができる。

◎土＝脾＝思

浅見　松島さん、次は土ですね。

五行の土は五臓の「脾」、ということですね。たしかに脾臓っていう臓器はありますが、「脾」と脾臓はどう違いますか？

松島　脾は消化器系全般を指します。脾臓の機能だけではなく、胃、十二指腸、をひっくるめたイメージです。当然、栄養吸収に大事な臓器です。発達障害のお子さんは、消化器がうまく栄養を吸収していないのもよくみる現象です。

浅見　栄養吸収に難があるのですか。それだけではなく、排泄が安定しない方も多い印象ですね。排泄が安定しないということは、つねに何か不快感があると思うので、情緒が安定しなくても不思議はないですね。排泄が安定して情緒が安定すると、知的にも伸びていく方も多い印象です。快食快眠快便は基本ですね。

松島　実際に訪問整体をしていて気づくのですが、便秘のお子さんは多いです。でも案外、下し気味の方も多いですよ。

浅見　そうですか。だったら栄養吸収は妨げられそうですね。

松島　そうなんです。そして中には、栄養過多で下しているお子さんもいます。

浅見　栄養過多？　栄養過多でもお腹を下すのですか？

松島　プロテインやサプリなどによる栄養療法が流行って、そういう強い補助食品を与えられていると、消化しきれないこともありますね。その結果、お腹を下してしまうお子さんもいるようです。

浅見　下しがちなお子さんがいたら、

・消化吸収能力が十分か
・栄養を過剰に与えていないか

考えてみた方がいいということですね。

たしかに、プロテインに耐えられない消化能力の方も多い、っていうことは栄養アプローチを推進している方たちの中でもさかんに注意喚起されていますからね。最初はなかなかプロテインをのめない人もいるそうです。そうするとのめないことに、親御さんたちは焦ってしまう。

親御さんたちは、必死なんですよね。栄養療法が効く、という話を見聞きすると、何かやりたくなってしまう。それでついつい、いいと言われるものを与えすぎてしまう。その気持ちはわからなくはないのですが。

松島　栄養補助食品の前に、きちんと内臓を手当てして、消化吸収能力を上げよう、というのが療育整体の立場です。

言葉が出ないことに悩んでいる親御さんも多いですが、言葉が出るにはまず消化吸収能力が必要なんですよ。そこから積み上げていく必要のある方も多いです。

浅見　そうですか。その大事な消化吸収能力に問題がある場合も多いのならそこがケアできればいいですね。

そして、排泄ができない方の問題はどうですか？

松島　それもよくあります。訪問整体をしていると、腸の角に便が詰まっているお子さんもいることに気づきます。

浅見　腸は曲がっていますものね。そこに溜まりやすいのですね。

松島　そうです。そういう方には便通をよくする施術をします。

浅見　ラクになりますね。

松島　腸を整えておくのは大事です。

　脳神経内科医の田中伸明先生のお書きになった『発達障害治療革命！』にも出てきましたが、腸から迷走神経を通じて脳に情報を送るわけですよね。

　つまり、脳は腸の言うことをきいている、ということもありえるわけですね。

浅見　そうですね。

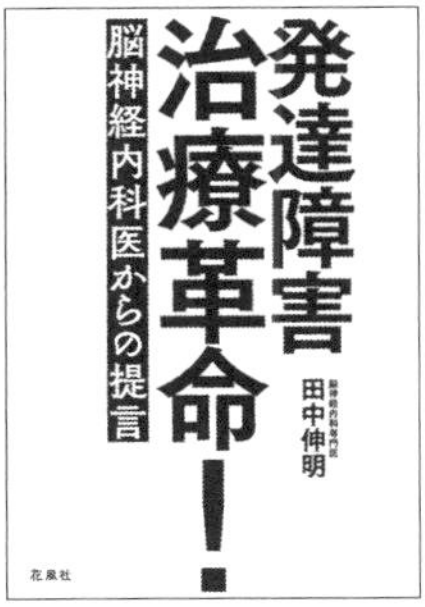

発達障害治療革命
―― 脳神経内科医からの提言

田中伸明＝著

ところで、肝は怒り、心は喜びを司っているということですが、脾の司っている感情の「思」とは何ですか？

松島　思《し》とは思い悩むことです。

浅見　たしかに思い悩むと消化器系に影響が出たりしますね。

松島　クヨクヨしてしまう人も多いですよね。

浅見　しかもささいなことで。

松島　そういうときに、消化器を手当てしてあげるといいんです。

浅見　なるほど。

四半世紀、発達障害の世界をみてきてはっきりわかったことがあります。それは心理療法と身体アプローチを比較した場合、身体アプローチが効果の点において大勝利したということです。

クヨクヨと思い悩んでいる方には、消化器系の手当てをしてあげられるといいわけですね。

〔脾＝思（消化器系）〕

思いは過ぎると気が硬くなり、脾が弱ると小さなことに思い悩み、思い込みが激しくなって頑固になる。

クヨクヨ悩む、などの情緒上の問題にも、内臓への手当てで対応可能である。

◎金＝肺＝悲

浅見　さて、次は金＝肺です。
一つ確認しておきたいのですが、五行における「金《ごん》」はゴールドではなく鉱物ですね。

松島　そうです。
だから、土《ど》に助けられます。
鉱物は土の中から掘り出されますから。

浅見　なるほど。そして五行の金が五臓の「肺」ですね。

松島　五臓の肺は呼吸器系全般を指します。
酸素を吸って二酸化炭素を出す機能、気を入れて全身にめぐらせる機能全般を指します。ここには、皮膚呼吸も含みます。

浅見 そして肺の司る感情は？

松島 「悲」、すなわち「悲しみ」です。

肺が弱まると、呼吸が浅くなります。そして呼吸が浅くなると、気持ちがふさぎ込みやすくなります。

浅見 たしかにそうですね。だから、悲しくなりそうになったときは、自然に深呼吸したりしますものね。

〔肺＝憂、悲（呼吸器系）〕

深い悲しみを抱え続けると気が落ちて憂鬱になる。肺が弱まると呼吸が浅くなり気持ちが塞ぎ込みやすくなる。肺を活性化させるための整体も第二部で紹介する。

◎水＝腎＝恐・驚

浅見　さて、五行の最後は水です。そして水に対する五臓は腎。これはわかりやすいですね。腎臓系ですね。

松島　はい。余分なものを尿として排泄し、身体に必要なものをとどめる、という腎臓の役目に加え、生殖系やホルモン系も腎に入れています。

浅見　そして、腎の司る感情は恐れや驚きなのですね。すごくわかる気がします。

花風社はずーっと、「なぜ発達に課題がある人は季節の変動に弱いのか。それを治す方法はあるのか」を追求してきました。そしてその帰結として、二〇一五年、『芋づる式に治そう！』（栗本啓司＋浅見淳子＝著）という本を出しました。水分の循環がうまくいかない人が季節の変動に弱いので、それにどう手当てをするかを提案しました。

そのころから気づいていたのですが、水分調整に課題を持つ人は怖がりだったり、ささいなことに驚いたりしやすいようです。

それも五行陰陽説で説明されていたのですね。

松島　そうです。そのとおりです。

訪問整体をしていると、場面緘黙の方に多く出会うのですが、そういう方には腎への手当てが有効です。恐れは気を下げます。ビクビクすることは気を乱し、腎を痛めます。

浅見　なるほど！

場面緘黙の方はきっと何か、恐れを感じでいるのでしょうね。

松島さんはさっき、「こじつけみたいなんですけど、案外当たっていますから安心してください」とおっしゃいましたが、たしかに当たっていますね。

五行説は平穏な生活を送るために役に立ちそうです！

〔腎＝恐、驚（生殖器系、ホルモン系）〕
腎が弱まると小さなことに不安を感じやすくなる。
場面緘黙の方へは、腎へのケアが有効なことがある。

結論 気持ちは内臓に由来する

松島 療育整体ではこのように「気持ち＝臓器の機能＋生理的な系列」ととらえています。

そうすると「その子の状態が身体のどこから来ているか」、手がかりが得られます。

陰陽五行説を知っていれば、整体以外にも、こころを整える方法がたくさん編み出せるのです。

陰陽五行説による内臓の状態の見立て方を知れば、こころを整える方法がたくさん編み出せる。

発達凸凹キッズによくみられる内臓の不調

松島　発達凸凹キッズの皆さんに全国で施術していると、五臓の不調と課題のつながりに気づきます。参考までにお伝えしておきます。

浅見　よろしくお願いいたします。

松島　まず、「肝」の不調がある方は、痼癪を起こしやすいです。

浅見　これはわりとわかりやすいですね。

松島　はい。そして「心」の不調がある方は、興奮しやすいです。

浅見　双極性障害的な課題もここに関係ありますか？

松島　あります。

浅見　ちょっと心配事があるとき、私などは心臓があるあたりに手を当てます。そうすると落ち着いたりします。

松島　そういう手当てがいいですね。
　そして「脾」は、もちろん消化器不良です。栄養吸収の問題があって、発達が遅れているお子さんも多いです。そういう方たちにはまず、脾を手当てしてあげたいですね。

浅見　胃や腸はある場所がだいたいわかり、痛いと手を当てたりしますが、脾臓というのはどこにありますか？

松島　脾臓は左肋骨の中にあり、触れないので、代用として左肋骨の下辺りにある「胃」、又はみぞおちに触れても大丈夫です。

浅見　なるほど。

松島　そして「肺」。発達凸凹のお子さんはアレルギーを持っていることが多いですね。

浅見　そうですね。

松島　そういう方には肺の手当てをしてみるといいと思います。実践編でやり方をお伝えします。

そして最後に「腎」。水の循環がうまくいっていないのか、肌がかさかさしている方もいますね。

浅見　過敏性等につながりますね。

松島　怖がりの方、場面緘黙の方も腎に課題を抱えていることがあります。

浅見　極端な怖がりが取れて、挑戦する気持ちが出てくると発達は進みますから、シンプルな手当てで怖がりがとれる方法があるならとてもいいですね。

松島　はい。五臓がそれぞれ過不足なく機能して、バランスが整っていると健康な状態になるんです。そういう状態をご家庭で作って差し上げてほしいと思います。

・肝の不調↓癇癪

・心の不調↓興奮
・脾の不調↓消化吸収
・肺の不調↓アレルギー
・腎の不調↓恐怖
五臓がそれぞれ過不足なく機能してバランスが取れている状態を健康と呼ぶ。

メンタル状態別、手当てすべき臓器

松島　メンタル等の状態により、手当てすべき臓器を表にしてみました。

メンタル等の状態	五行／五臓	機能調整
イライラ、ストレス、血行不良、目の症状、筋肉の症状	木＝肝	気血の動きを調整
不眠、不安、神経質、無気力、めまい、不整脈	火＝心	血液の循環を調整
クヨクヨ、胃腸虚弱、便のトラブル、集中力に欠ける	土＝脾臓	気血を生み出す基を調整
呼吸器、皮膚トラブル、花粉症	金＝肺	身体を守るバリアを調整
元気がない、疲れやすい、冷え性、むくみ	水＝腎	水分代謝、生殖機能を調整

五行から五臓六腑へ

松島　先ほど、「脾」についてご説明したとき「言葉が出るには消化吸収能力が必要」というお話をしました。

そこで消化吸収能力に大切な「五臓六腑」の「六腑」についてお話したいと思います。

浅見　よろしくお願いいたします。

そういえば「五臓六腑」って決まり文句になっていますが、実体がわからずに慣用句として使っている言葉ですね。

五臓については今、肝・心・脾・肺・腎だと教えていただきましたが、六腑とはなんでしょうか？

松島　五臓と六腑はいわば夫婦関係です。相補って機能しています。

人間の身体は複数の臓器から構成されており、胸腔および腹腔内に存在する臓器を一般に臓腑といいます。

浅見　胸とお腹につまっている臓器が臓腑ですね。

松島　はい。このうちの実質臓器が五臓（肝・心・脾・肺・腎）で、管腔臓器が六腑（胆・小腸・胃・大腸・膀胱・三焦）です。

浅見　ああそうか。臓というのは中身が詰まっているもので、腑というのは通り道なのですね。

松島　そうです。

「六腑」は、胆・小腸・胃・大腸・膀胱・三焦をさしています。

食べたものを受け入れ、消化・吸収をし、残った不要なカスを排出するための通り道です。

浅見　なるほど！

胸とお腹に詰まっている臓器が臓腑。
中身が詰まっている実質臓器が臓。
外から栄養を受け入れ、消化吸収及び排泄の通り道になっているのが腑。
五臓と六腑は相補って機能している。

五臓と六腑が整ってこそ発達する

松島　先ほど「言葉の発達のためには消化吸収能力が必要」という

話をしましたが、言葉が出る条件を考えてみましょう。
まず第一に、身体の構造が整って初めて言葉が出てきます。

浅見 そうですね。

〈言葉の発達の条件 その❶〉
身体の構造が整っていること。

松島 そして、全身に、とくに脳に、十分な酸素が行き届いていなくてはなりません。

浅見 そうですね。

〈言葉の発達の条件 その❷〉
全身に、特に脳に、十分な酸素が行き届いていること。

松島 そして消化吸収能力を上げるには、「五臓六腑」の「六腑」の能力を上げることが必要なんです。

浅見 通り道だから。

松島 そうです。「五臓と六腑」はお互いに助け合っている（表裏一体の関係・夫婦関係のようなもの）なため、臓腑（五臓）が悪くなると、「六腑」にも影響を与えます。

施術で五臓を調整すると、自然に六腑も影響されて消化吸収能力もアップします。

浅見 消化吸収能力を上げるには六腑が整っていないといけない。そして消化吸収能力は言葉の面等の発達に必須である、ということですね。

松島 そうです。そして先に内臓を整えることで身体と精神面を整えます。

> 発達には消化吸収能力が必須。
> そのために六腑を整える。

それぞれの腑はどのような働きをするのか

◎木＝肝＝胆

浅見　五臓と六腑はお互いに助け合う関係だということですが、まず、「木＝肝」に対する腑は「胆《たん》」ですね。「胆」の役目は何ですか？

松島　胆汁は肝によってつくられ、胆で貯蔵されます。

浅見　胆汁は消化に必要ですね。それを作るのが肝臓で、貯めておくのが胆のう。

松島　そうです。胆が正常に働くと、消化機能が良くなるため食べたものから得られる栄養は全身を満たします。

精神面で言うと、胆は物事を決断する機能があります。

浅見 胆は決断を司るのですね。「胆力がある」という表現もありますね。

松島 肝が精神を安定させます。胆は物事の決断を下し、精神活動を正常化させることができます。胆の状態が悪くなると、肝も不安定になるため、めまい・イライラといった症状を起こします。

浅見 なるほどです。

肝と胆はお互いに助け合っている。

胆は消化吸収に大事。
決断力は胆に発する。

◎火＝心＝小腸

浅見　そして、五臓の心に対する腑が小腸。小腸はまさに通り道ですね。

松島　小腸は、胃で消化された飲食物を受け入れ、身体に必要なものを分別する働きがあります。
五行論において、小腸は心と表裏の関係であるため、小腸の状態が悪くなると心も不安定になるとされています。不眠・物忘れなどの症状を起こします。

浅見　循環器系である心と、栄養があるものをより分ける小腸につながりがあるのですね。心の安定はすなわち気持ちの安定なわけですから、気持ちの安定のためには、消化系統が整っている必要があるのは当然に思えますね。

> 循環器系の心と消化器系の小腸につながりがある。
> 小腸の状態が不安定になると心も不安定になる。
> 気持ちの安定のためには小腸を整えておくことも大事。

◎土＝脾＝胃

浅見　そして消化器系である脾に対する腑が胃。これはしっくりきます。まさに脾の最初の入り口が胃ですからね。

胃で受け入れたものが身体を作るのですから、まさに命を育む土を生む役割がありますね。

松島　そうです。胃は、飲食物を最初に受け入れ、胃でドロドロにしたあと小腸へ運びます。

胃の状態が悪くなると、吐き気や嘔吐などを起こします。

浅見　吐き気がすると胃に手当てする。これは皆自然にやっていますね。

身体を育む食べ物を最初に受け入れるのが胃。

◎金＝肺＝大腸

松島 大腸は、小腸で消化されたものの水分を吸収し不要なものを糞便として排泄します。
肺と大腸は表裏の関係であるため、肺の働きが悪くなると便秘等の症状を起こします。
肺には下行性の機能があります。

浅見 下行性の機能とは？

松島 気を下に向かわせる機能です。呼吸をすることで栄養、酸素が運ばれますよね。肺から全身(下行)に酸素と栄養等が生き渡ります。
同じく大腸も排便という下行性（気・下に向かう・排便）の機能があり、肺と大腸は相互に作用を促進しています。

浅見　なるほど。

松島　肺も大腸も「気」を下行させる働きがあるので、呼吸機能が上がれば、排便機能もアップするのです。

浅見　なるほど、内臓の動きにそういう共通点があるのですね。

松島　肺、大腸は乾燥、辛い物、秋に弱い面があります。

肺が乾燥すると喘息になり、喘息になることで大腸も乾燥（水分不足）で便秘になります。

逆に便秘や下痢、軟便になると肺の機能低下が起きてきます。

排便の時に踏ん張ると咳が出る。胸が苦しくなるという症状もあります。

適度な運動は呼吸を安定させますので、大腸の活動も安定してくると思います。

浅見 そうなのですね。便秘というと消化器への手当てだけが浮かびますが、排泄がきちんとできるようになるには生活の中で肺をしっかり使う活動を取り入れることも重要なのですね。

> **消化物を排泄に至らせる大腸は肺と関係が深い。両方とも「下行」の機能がある。**

◎水＝腎＝膀胱

松島 膀胱は、不要な水分から尿をつくり、排泄する働きがあります。膀胱は腎と表裏の関係であるため、腎の働きが悪くなると頻尿や排尿困難といった症状を起こします。

浅見　腎と膀胱の関係は、わかりやすいですね。尿にまつわるトラブルに加え、むくみも腎の機能が落ちているしるしですね。

松島　そうです。

実質臓器の腎に対し、管腔臓器が膀胱。水分の排泄やむくみなどのトラブルは腎、膀胱の不具合により起きる。

気と水の通り道を確保する

浅見 そして、三焦とは聞きなれない臓器ですが、これはなんでしょうか。

松島 三焦は、気と水の通り道です。気と水を五臓六腑に送りだす働きがあります。

実際に三焦に当たる臓器があるというより、概念としてある腑です。

三焦は、上焦・中焦・下焦の三つに分かれ、上焦は心・肺に、中焦は脾（胃）に、下焦は肝・腎に分布していると考えられています。三焦を強くすることで、腎臓と膀胱が強くなり、新陳代謝を活発にします。

浅見　内臓への手当てによって、気と水が通りやすくなり、不要なものが排泄され、健康につなげるという考え方でしょうか。

松島　はい！　その通りです。

五臓六腑をしっかりと調整すると三焦も整います。

浅見　「送り出す力」ですね。それは生命力と強い相関がありそうです。

腑を整えるとは、送り出す力を整えるということ。

五穴と五液

浅見　五行色体表（↓40ページ）に戻りましょう。この「五穴」「五液」というのは何でしょうか。

松島　五臓が整っていないと、身体の穴のうち、影響が表れる穴がそれぞれあります。

浅見　目、舌、口、鼻、耳。たしかに全部身体に空いている穴に関係していますね。

松島　そして五臓のそれぞれ、体液にも関係しています。

木＝肝＝目↓涙

火＝心＝舌↓汗
土＝脾＝口↓涎
金＝肺＝鼻↓鼻水
水＝腎＝耳↓唾

です。

五臓のどこかに不調があると、当該の体液が「出すぎる」、あるいは「出なすぎる」という現象が現れます。

それを不調の目安にして、手当てをしていきます。

> 五臓のどこが不調かは、身体に空いている穴やそこに関連する体液の具合からも推し量ることができる。

五悪

松島 次は、それぞれの不調を呼びやすい環境要因です。

木＝肝の場合には「風」。
火＝心の場合には「熱」。
土＝脾の場合には「湿」
そして金＝肺の場合には「燥」。乾燥ですね。
水＝腎の場合には「寒」。すなわち寒さです。

浅見 これは季節の苦手さにもつながりそうですね。

五季

松島　季節の話が出ましたが、東洋医学においては五行色体表で季節を五つに分類しています。

・春
・夏
・秋
・冬
・季節の変わり目

の五つです。
立春・立夏・立秋・立冬の前後十八日間を土用と呼びます。
そして、五臓のそれぞれ、不調が起きやすい季節は次のようになっています。

木＝肝の場合には春
火＝心の場合には夏
土＝脾には長夏（立秋の前の土用。高温多湿の時期）
金＝肺の場合には秋
水＝腎の場合には冬

なぜ季節によって不調が起きるか？
人間の身体には五つのエレメントが備わっており、季節や気候や体調不良などによって過剰、不足のエレメントに偏りが生じるためです。

浅見 発達障害の人と付き合い始めの頃から不思議だったんですけど、季節の変わり目に極端に弱い人が多いんですよね。それも、東洋医学的に考えて、内臓のケアで対処できるということですね。

松島　体調を崩しやすい時期は体質によって決まっています。

浅見　そうなんですね。

季節の変わり目に体調を崩すと、精神的にも不安定になりがちですね。それで新学期の始まりに不登校になりがちなお子さんも多いです。あれがなんとかなればいいな〜とずっと思っているんですけど。

松島　東洋医学において、季節を五つに分けているのは、暑さや寒さに加えて、湿度や身体の水分量などを目安に体調の変化を見ているからです。

浅見　気温の変化だけではなく、湿度とそれに依存する体内の水分量の変化が体調に関係してくるということですね。

松島 東洋医学からみれば、健康を維持するには「気」「血」「津液」が過不足なく滑らかに流れていることが大切なのです。

ですが、季節の特徴によって「気」「血」「津液」は不足したり流れが滞ったりします。

結果として季節の変わり目には体調を崩しやすくなるのです。

浅見 「気」「血」「津液」ってなんですか？

「気」と「血」は聞いたことがありますが、「津液」は聞いたことがありません。

松島 「気」は生命力となるエネルギーです。

「血」は現代医学でいうところの血液に近いものだとイメージして下さい。

「津液（水）」は体液をイメージするととらえやすいと思います。
この「気」「血」「津液」に加えて熱の状態がわかると五臓の状態を把握しやすく、身体の状態、体質などを理解しやすくなります。

季節の変化で調子を崩しやすいのは、気温の変化だけではなく、湿度とそれに依存する体内の水分量の変化が体調に関係してくるため。

それぞれの季節、気をつけるべきこと

松島　それぞれの季節にどういうことに気をつけたらいいか、まとめておきましょう。

◎春、体調を崩さないために気をつけたいこと

松島　春に体調を崩しやすいのは肝、すなわち木のエレメントが高まるからです。

木のエレメントが強いときは、肝臓の気（代謝）が高いので、代謝が高まる春には気が過剰になります。

気が過剰になった状態は肝鬱気滞《かんうつきたい》と呼ばれ、代謝によって発生した熱が頭にこもって不調となります。

浅見　肝鬱気滞なんていう状態があるのですね。つまり、肝から来る鬱々とした状態もあるのですね。

松島　そうなのです。

肝鬱気滞になると、

・イライラ
・不眠
・頭痛

などが起こります。

春、日中に眠くなりがちなのは、頭に熱がこもって眠りが浅くなるからです。

そんな春は三十分くらいの昼寝をするのもおすすめです。

意識をして普段よりものんびりとする時間を作らないと身体は休まらず、結果として筋肉が緊張して頭痛やめまいなども起こりやすくなります。

また、春先の花粉症は津液の流れが悪い状態なので、しっかりと汗をかくのも大切です。

浅見　なるほどです。
春の状態として、とても思い当たります。

春は気が過剰になりがち。肝由来の気鬱も呼びがち。身体を意識して休めることが大事。津液の滞りを解消することも大事。

◎夏、体調を崩さないために気をつけたいこと

松島　夏に気をつけたいのは「火のエレメントが強まること」、水不足です。
気血は充実していても、夏には津液が不足しがちになります。
火が強い体質の人は心臓が強いので、多少の不調には負けません。

けれども普段から津液が少ない火タイプの人が汗をかくと身体は水分不足の陰虚《いんきょ》に陥ります。夏に多い

・夏バテ
・倦怠感
・むくみ

が起こるのは陰虚になることで起こります。

また夏に冷たいものが欲しくなるのは体温が上がっているためだけでなく、単に身体が水分不足だからです。

だから実際には冷たいものを食べなくてもぬるめの水分をとっても身体は満足します。

それなのに冷たいものを食べたり飲んだりしていると胃腸が弱って身体が余計に弱ってしまいます。

夏に大切なのはミネラルの補給とぬるい水分の補給です。

夏は水分不足、ミネラル不足に気をつける。

◎夏の土用に体調を崩さないように気をつけたいこと

松島 土用に体調を崩しやすいのは胃が強い人です。

浅見 そうなのですか！ 胃が強い人が体調を崩しやすい季節もあるのですね。

松島 はい。土のエレメントが強いタイプは夏の土用に注意です。土用《どよう》とは、東洋医学に由来する暦の一つです。

日本の一年には春夏秋冬の四季があり、四季の変わり目を四立と呼び立夏・立秋・立冬・立春があります。
土用とは四立の前約十八日間ずつを指します。
夏の土用は立秋直前の十八日間を指し、弱った身体を元気にするために鰻を食べる習慣があります。

浅見　スーパーとかに鰻のポスターとかが出ると「もうすぐ土用らしい」とか思う程度だったのですが、土用って季節の変わり目を指し、立秋の前の土用が「夏の土用」なのですね。夏の疲れが出るころです。
普段胃が強い人っていうことは、うっかりすると食べ過ぎ気味になるような人が、この時期に体調を崩しやすいのでしょうか。

松島　はい。土用に体調を崩すのは土タイプ、普段から食べ過ぎている人が目立ちます。土タイプは炭水化物が好きな人が多いので、体力はありますが季節の変化への対応が下手で熱を伴う風邪をひきやすいのが特徴です。
特に夏の土用は湿度の高さから胃腸が弱りやすいので、普段よりも食事量を減らすのが元気に乗り切るコツです。

浅見　鰻を食べた方がいい人とそうじゃない人がいそうですね。

> **夏の土用の丑の日には鰻を食べる習慣があるが、普段から食べ過ぎの人は体調を崩しやすい時期でもある。**

◎秋、体調を崩さないために気をつけたいこと

松島　秋には金＝肺のエレメントが強くなると体調を崩しやすくなります。

肺の大敵は乾燥した空気で、普段と同じように呼吸をしていると秋の乾燥で肺をやられます。

乾燥に弱い人は普段から運動不足で水分代謝が悪い痰湿《たんしつ》の人が目立ちます。

肺は息が弾むくらいの運動をしていたほうが好調を保てます。

浅見　やはり！　それはとても実感を伴うアドバイスです。

松島　普段から運動不足で呼吸が浅い人は肺の機能が弱ります。するとむ秋の乾燥した空気を吸いこんだ時に咳き込みやすくなります。

だから秋になったら息が弾むくらいに運動をしたり腹式呼吸をしたりして肺の動きを高めましょう。

秋は運動不足で水不足だと体調を崩しやすい。
息が弾むくらいの運動をするとよい。

◎冬、体調を崩さないために気をつけたいこと

松島　冬には水のエレメントが強くなり、体調を崩す人が増えます。水のエレメントが強い人は津液が充実しているので暑さや乾燥には強いのですが、体温が下がる冬は苦手な傾向にあります。

水のエレメントが強いと動くのが好きなので、元気な人が目立ちます。

浅見　水は動きますものね。

松島　ですが年を重ねて津液が減少してくると陰虚の傾向になり、運動量が減って体温も下がると冬に弱くなります。

津液が減少する原因は腎の弱りなので、腎の働きを高めるミネラルの摂取が重要です。

ミネラルを効率的に摂取できるのは海藻類や魚類になります。だから冬は魚介類の鍋などがおすすめです。

> 冬はミネラルの摂取を心がけよう。

食養生

浅見　おすすめの料理が出たところで、食養生についておききしたいと思います。

ご家庭で一番取り組みやすいところでもあるので。


松島 はい。中医学の食養生を取り入れた結果、我が家ではよく海鮮お好み焼きなどを作っています。

娘のことをよく考えて、海鮮お好み焼きがいいと思いました。

一般的な栄養アプローチとは違うと思います。

別にグルテンフリーではないし。

浅見 発達障害に関する栄養アプローチでは、小麦粉は敵視されていますが、松島さんのおうちでは海鮮お好み焼きをよく作られるのですね。興味深いです。
中医学の食養生についても教えてください。

最初の基準は味覚

松島　食べ物を口にしたとき、以下のような味を感じますね。

酸っぱい→酸味
苦い→苦味
甘い→甘味
辛い→辛味
しょっぱい→鹹味《かんみ》

人が感じるこの五つの味のことを東洋医学では「五味」と言います。この一つ一つの味に、それぞれ違った働きがあるのです。

酸っぱい食べ物には、肝機能を活発化させる働きがあります。

苦い食べ物には、身体を冷ます働きがあります。

甘い食べ物には、養分を補給し、胃腸の働きを整える作用があります。

辛いものは、血液の循環を良くし、発散を促す働きがあります。

しょっぱいものは、他の四つの味を吸収しやすくすると共に排泄を促します。

これらをそれぞれの作用に則った形で「バランス良く摂る」ことを、「五味調和」と言います。

浅見 大変基本的なことに気づきました。「今日は何を食べようかな？」と選ぶときって、選択基準はまず「味」ですよね。栄養素ではなくて。

松島 そうなんです。味覚が最初にきますよね。

そして今食べたいものは、今身体が必要としているものだから、味覚を基準にするとあまり間違えないのです。

浅見　そうかもしれませんね。

食べたいもの、味を基準にした食養生。

これはサプリとかプロテインとかを多用する栄養アプローチとはまた違いそうです。

そして、一般的に発達障害の栄養アプローチでは糖質が敵視されていますが、甘いものも「あり」なんですね。

松島　中医学的には、おやつも「あり」なのです。

むしろ食べられないお子さんには、おやつで補うのも「あり」なんです。

お母さん方はこれをお伝えすると、ほっとなさるんですよ。

浅見　そうですよね。お子さんはどうしてもおやつを食べたがる。

それに目くじら立てなくていいのは嬉しいことですね。

そして土のエレメントが強いとき、すなわち消化器系に弱さが出ているとき、甘いものがいいのですね。

こころの状態で言えば、クヨクヨと悩みがちなとき。

こういうときに甘いものがいいというのは、実感を伴います。

木＝肝＝酸っぱい
火＝心＝苦み
土＝脾＝甘味
金＝肺＝辛み
水＝腎＝鹹味・塩辛み

それぞれの味覚について

浅見　ところで、実際に料理する立場として思うことですが、古代中国と現代の日本では食材もずいぶん違うでしょう。ここは応用力が必要そうです。

それぞれの味に具体的にどういう食材があるか、教えていただけますか。

松島　はい。

まず、酸っぱい食材としては下記のものがあげられています。

［酸っぱいもの］
レモン、桃、トマト、梅干し、キウイ、パイナップル、イチゴ、ローズヒップ、酢

浅見　これはわかりやすいですね。

そして五行色体表によると、肝のエレメントが強いときには、筋肉に影響が出る。そういうときに、酸っぱいものをとるといいのですね。

これは割と、自然にやっている気がします。たくさん運動して筋肉が疲れたときは、酸っぱいものが美味しいです。

では苦いものとしては、何が挙げられているでしょう。

松島　苦いものは以下の通りです。

［苦いもの］
レタス、苦瓜、筍、銀杏、アスパラガス、にんにくの芽

浅見　ああ、何かわかりますね。緑茶なんかも苦いですね。

松島　そのとおりです。

浅見　そしてのぼせた人に苦みのあるものがいい、っていうのは直感的に納得できますね。

では甘いものとしてはどんなものがあるでしょうか。

松島 当然、砂糖を使ったお菓子なども甘味ですが、以下のような食材も甘味があるとされています。

［甘いもの］
ジャガイモ、ナス、はちみつ、大麦、米、とうもろこし、栗

浅見 わかります。ナスって甘いんですよね。料理していると、本当に甘いと思います。そして米も甘いし、穀物はたいてい甘い。お酒になるものは甘いです。そして、砂糖や砂糖が入ったものに容易に手の届かなかった時代には、栗とか芋とかがとても甘く感じたと思います。

さて、次なんですけど、肺を整えるのに効果的な「辛み」と、腎を整えるのに効果的な「塩辛み」の違いがわかりにくいです。

世の中では、とくに西洋医学の分野では、腎臓の健康のためにどっちかというと減塩が叫ばれています。塩分の摂り過ぎは高血圧にもつながるというのが西洋医学優位の世界の一般常識で、減塩食品もずいぶん世に出回っています。

一方で、身体に悪いのは精製塩であって、天然塩はむしろミネラルを含むので身体によい、高血圧につながらない、天然塩によって塩分はある程度取った方がよい、と主張する人たちもいます。個人的に私は、どの塩を使うかは自分の体感で判断して、過度な減塩はせず、なるべく天然塩を使うようにしています。

中医学の肺に対する五味の辛み、腎に対する五味の鹹味、とは具体的にどういう食材を指すのでしょうか。

松島　肺に対する辛みは以下のような食材が挙げられています。

〔辛いもの〕
ねぎ、しょうが、にんにく、たまねぎ、にら、とうがらし

松島 そして鹹味としては次のような食材が挙げられています。

〔しょっぱいもの・鹹味〕
のり、シジミ、昆布、ホタテ、ハマグリ、なまこ、いか、牡蠣

浅見 肺に対する五味は薬味っぽいもの、刺激物みたいな感じですね。そして鹹味の方は、海のもの、出汁が取れそうなものが多いですね。腎の力が弱まったときはミネラルの摂取が大事、ということ

ですが、鹹味を「ミネラルの取れる海産物からの出汁」と解釈すると理にかなっている。
私としては腎を整えるには、塩辛い味とミネラルが両立する「出汁」を大事にしようと思います。

松島　はい！　その通りです。出汁の活用はとてもいいことです。出し汁でご飯を炊いたり、みそ汁をつくったり、魚は天日干しをして、ふりかけにもできます。
親はどうしても一度に大量の量を食べさせようとしますが、最初は耳かき一杯程度からスタートして段々と量を増やす方法もあるのです。

浅見　食の細い方にはそれなりのやり方があるということですね。
私も、体調をよくみながら食を整えていきたいと思います。

五行色体表を生活の中で活かす

浅見　このマンガ（→124・125ページ）をご覧いただければわかるとおり、私はほぼ二十年以上、発達障害の専門家たちに怒りを覚えてきました。医者のくせに「一生治らない」とか開き直っているからです。そしてコロナ禍を経験し、医療側の押し付ける実は科学的というより政治的な全体主義に腹が立ったし、それがまかりとおる世の中の仕組みがわかりました。

まあずっと怒りっぱなしなわけですが、その割には身体を壊しません。社会人になってからずっと、病欠ってほぼしてきませんでしたし、結局コロナも罹りませんでした。

いったいどうしてこの強い怒りが身をさいなまなかったか考えたとき、どうやら有酸素運動をずっとしてきたことがよかったのではないかなと思ったのです。

肺の力で怒りを打ち消す

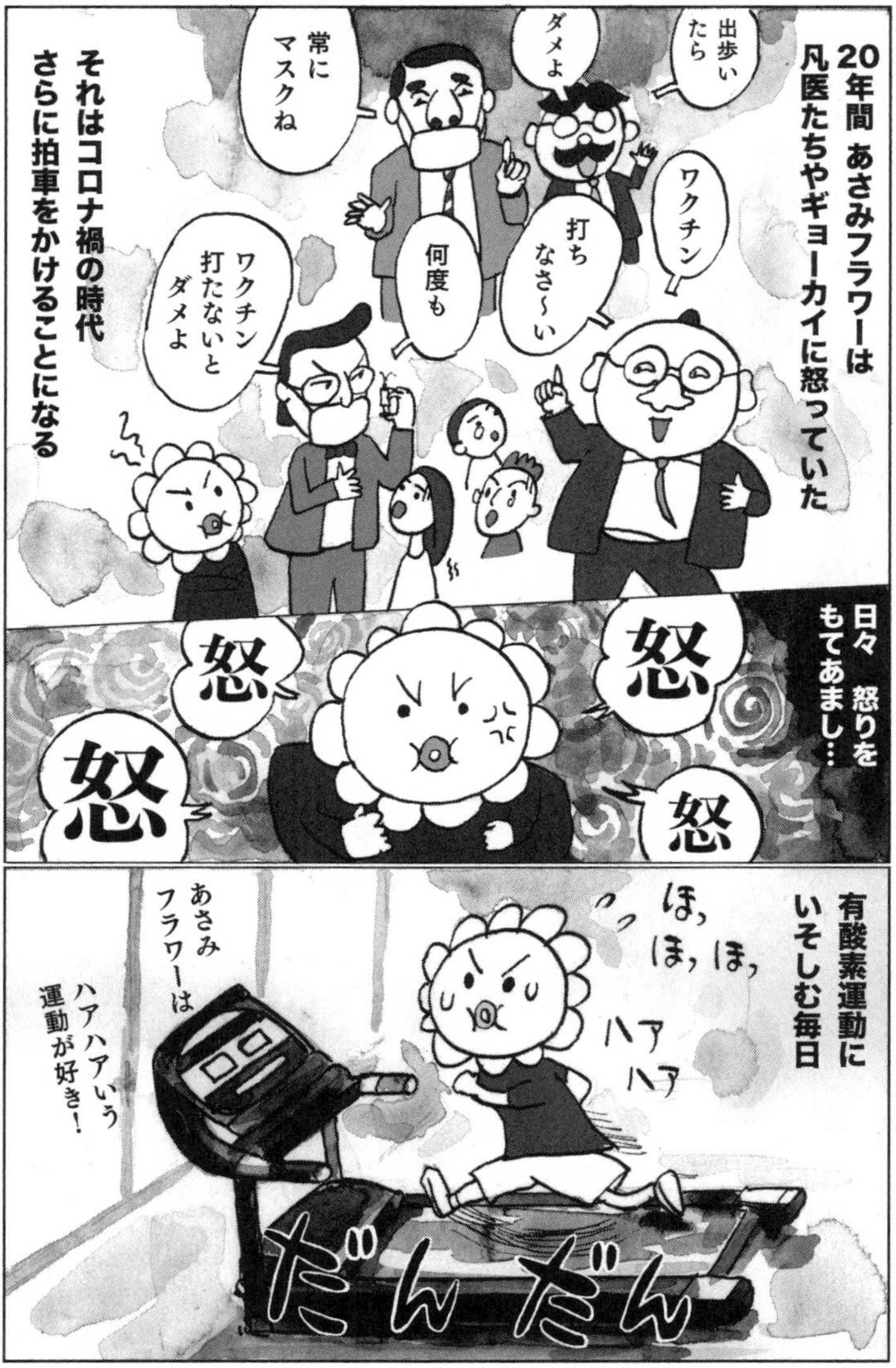
20年間 あさみフラワーは
凡医たちやギョーカイに怒っていた
出歩いたら
ダメよ
常にマスクね
ワクチン
打ちなさ〜い
何度も
ワクチン打たないとダメよ
それはコロナ禍の時代
さらに拍車をかけることになる
日々 怒りを
もてあまし…
怒
怒
怒
怒
有酸素運動に
いそしむ毎日
ほっ ほっ ほっ
ハア ハア
あさみフラワーは
ハアハアいう運動が好き!
だん だん

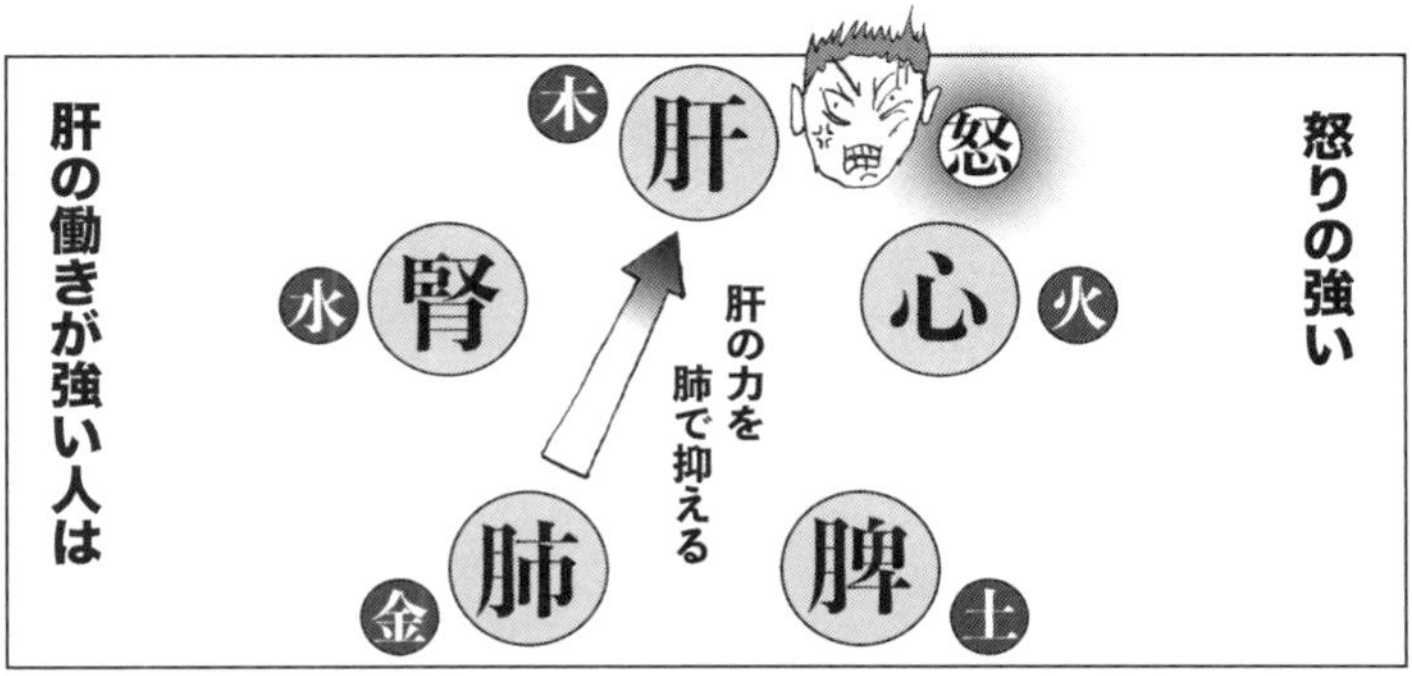

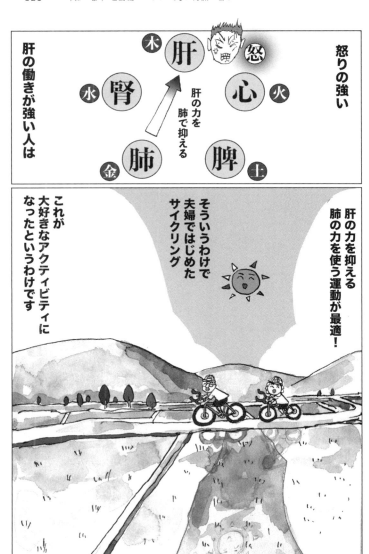

怒りの強い
怒
肝の力を
肺で抑える
木
肝
火
心
土
脾
金
肺
水
腎
肝の働きが強い人は

肝の力を抑える
肺の力を使う運動が最適！
そういうわけで
夫婦ではじめた
サイクリング
これが
大好きなアクティビティに
なったというわけです

青には気を静める効果がありますが、開放的な空の青さにはさらなる力があるようです。

松島　肺と肝は相克の関係です。つまり、肝が上がりすぎるとき肺を使うことによって肝が収まります。

浅見　また、私は普段黒系か赤系の服を着ることが多く、青はまず着ないのですが、海水浴も好きだし、サイクリングで海や空を眺めるのが好き。そこで青色に癒されてきたのかなと思いました。

松島　そうなのです。色は活用できます。どういう色を着るか、等五行色体表を利用して、こころを整えることもできるのですよ。

どういう色の食品を食べるか、にも応用できます。

白い服を着るのがいやだったら、白い食品を食べるとか。

こころを整えるのに、色の力も借りられる。

前二つの力を借りられる

松島 今言ったように、噴き上がっている機能があれば、打ち消す力を利用することもできます。
そして、42ページの表を参考にして、前二つの力を借りることもできるのですよ。

浅見 前二つ？

松島 たとえば肝を整えたくても、酸っぱいものが食べたくなかったら、その前二つ、腎と肺の味覚を持ってきてもいいのです。あるいはまぜてもいいです。酸っぱくてぴりりと刺激があってうまみがあるような。

浅見　酸辣湯みたいな味ですかね。

松島　そうですそうです。酸っぱさに弱いのなら、甘酸っぱい酢豚のようなものでもいいのです。

浅見　なるほど！

松島さんは中華料理の料理人だったそうですが、そういえば中華料理にはそうやって味の混ざったお料理が多いですね。

私はタイ料理も好きなんですけど、あれも甘さと辛さと酸っぱさが混ざった料理が多いし、コースではなるべくすべての味をそろえる構成にするそうです。

アジアのお料理は、五行陰陽説を取り入れたものが多いのかもしれません。

> **五行説においては、前二つの力を借りられるので、酸っぱいものが苦手だったら甘酸っぱいものを作るなど、工夫が豊富に考えられる。**

浅見　また、この本のイラストを担当してくださっている小暮満寿雄画伯は、お料理好きなんですけど、こういうことを心がけているそうです（→130・131ページ）。

五色が作る～健康な心と体

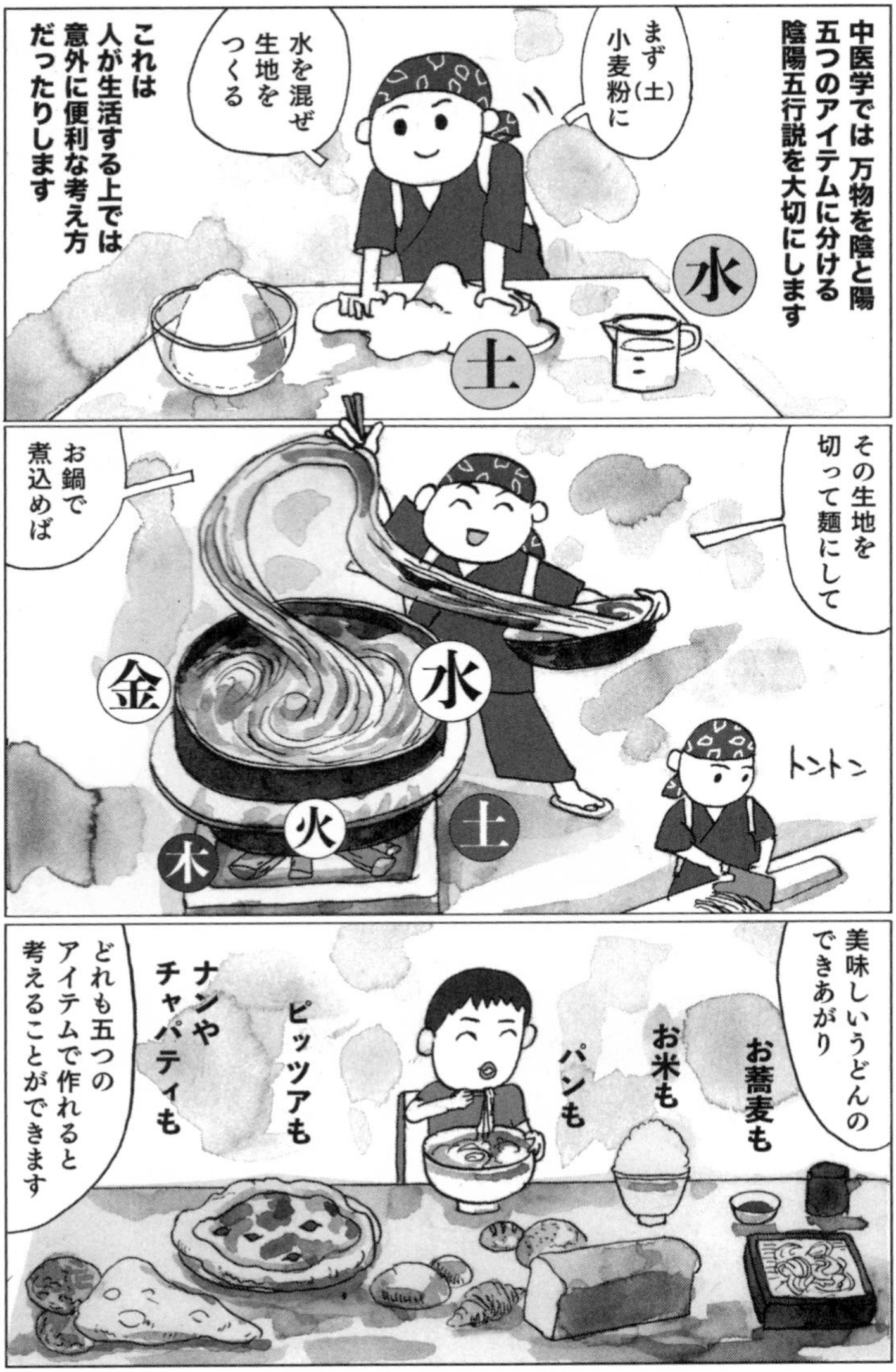
中医学では 万物を陰と陽
五つのアイテムに分ける
陰陽五行説を大切にします
まず(土)小麦粉に
水を混ぜ生地をつくる
これは人が生活する上では意外に便利な考え方だったりします
水
土
その生地を切って麺にして
お鍋で煮込めば
トントン
金
水
火
土
木
美味しいうどんのできあがり
お蕎麦も
お米も
パンも
ピッツアも
ナンやチャパティも
どれも五つのアイテムで作れると考えることができます

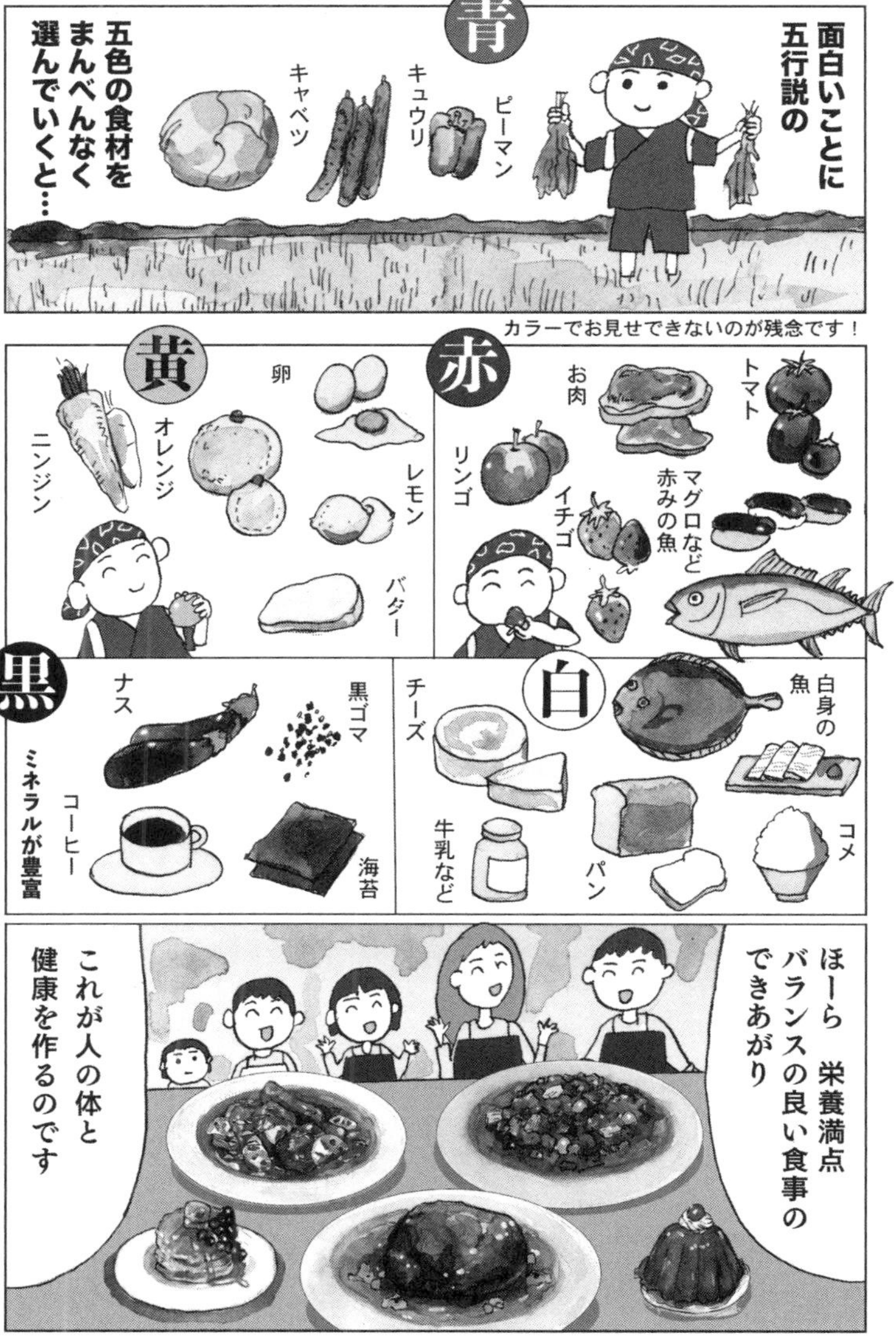
面白いことに五行説の
青
ピーマン
キュウリ
キャベツ
五色の食材をまんべんなく選んでいくと…
カラーでお見せできないのが残念です！
赤
トマト
お肉
リンゴ
イチゴ
マグロなど赤みの魚
黄
卵
オレンジ
ニンジン
レモン
バター
白
白身の魚
チーズ
コメ
パン
牛乳など
黒
黒ゴマ
ナス
海苔
コーヒー
ミネラルが豊富
ほーら　栄養満点バランスの良い食事のできあがり
これが人の体と健康を作るのです

五華

浅見　五行色体表、色々活用できそうですね。最後に説明が残ったのが「五華」ですが、これはどういうことですか。

松島　五臓のそれぞれの不調が、どこに出やすいか、を表しています。

木＝肝＝爪
火＝心＝顔
土＝脾＝唇
金＝肺＝毛
水＝腎＝髪

に不調が出やすいと言われています。

浅見　なるほど。爪が波打ったようになるとどこかが悪いとか、そういうのはよく聞きますね。

また、唇の端が切れたりすると、胃腸が悪いという話も聞いたことがあります。

松島　親御さんはつねにお子さんを見ているのが普通です。だから気づきやすいと思います。

どこが不調なのか、五行色体表を参考にしていただきたいと思います。

どこが不調なのか、五行色体表の五華も参考にできる。

舌をみる　舌からわかること

浅見　舌診については、前作『療育整体――勝手に発達する身体を育てよう！』でも触れていただきましたね。

前作本のカバーをめくると、そこには舌の絵がずらりと並んでいます。

舌の状態で健康状態を判断するのが中医学の実践だと教えていただきました。血流と舌の状態の関係も。

私も自分の舌をよくみるようになりました。

松島　舌にはたくさんの血管があり、全身を巡った血液や体液はすべて舌を通過します。そのため舌をみるだけで身体が冷えているのか、それとも熱をこもらせているのか、十分に血液や体液があるのか、そしてそれらが滞りなく巡っているのかを推測できます。

舌の色は特に体温計だけでは測れない隠れた熱や冷えを判断するポイントになります。

それに加え、栄養状態の問題も舌でわかることが多いです。

浅見 たとえば？

松島 訪問整体で気づくのですが、端的に舌が小さい方が多いです。消化吸収の問題があるのですね。舌ったらずなんです。

浅見 それが言語能力にもつながるのですね。舌ったらずという言葉にはそういう意味もあったんだ。

松島 ベロが大きいということは血が足りているということです。小さいということは血が足りていないということです。

浅見　一目でわかりますね。

もちろん継続して観察した方がわかることもあるでしょうが。

松島　お子さんのベロは変わりやすいんです。成長しているし。その分極端に栄養不足だったりとかが、大人よりわかりやすいんです。ベロが小さいお子さんは、栄養が必要、ということです。

またベロの上に白い粉があるでしょう。あれは食べかすなんですけど、ベロを守るためにあるんです。極端に白い粉がないお子さんは消化吸収が悪いんです。あるいは真っ白になっていたりするお子さんは血が足りないということです。綺麗なピンクが理想なんですよ。

そしてベロが小さくなるとしゃべり方が変になるんです。腸が弱い人はしゃべり方が変なのです。

浅見　お子さんの言葉がたどたどしいとき、言語訓練の前に栄養状態をみた方がいいということですね。

松島 はい。そして言葉が出ないお子さんに関しても、「消化吸収ができているかどうか」を気にした方がいいです。

> **消化吸収が悪いために言葉に課題がある方もいる。**
> **舌をみればわかる。**

松島 その他、舌をみると次のようなこともわかります。

・舌が腫れぼったい↓清涼飲料水が多い傾向
・舌に歯形が付いている↓あまり噛まない傾向
・舌が細くて、薄い↓食が細い傾向

放っておくとこんなことになるかも？　しれません。

・舌が腫れぼったい↓むくみや湿疹
・歯形が付いている↓胃下垂
・舌が細くて薄い↓冷え性や便秘

浅見　色々なことがわかるのですね〜。

舌の状態で、栄養状態がわかる。
言葉が出るのは、栄養状態が整ったあと。

顔をみる　顔からわかること

松島　舌と同じように、顔も色々な情報を伝えてくれます。お子さんの顔を見ない親御さんはいないと思います。顔にも内臓の調子が現れるんです。

中医学において視覚的に判断することを望診と言いますが、顔の望診もご家庭で役に立ちます。

顔を見ないで日常生活は送れません。

そして顔を見れば、体調の良さ、悪さ、精神状態までわかります。

浅見　顔にかいてある、っていうのはわかるんですけど、それを中医学ではもっと体系的な知見にまとめているのでしょうね。

松島　身体の中で何か異変が起こった場合、まず伝えてくれるのは顔です。

浅見　なるほど。

松島　身体は大事な内臓を守るためにまずは内臓からより遠くへ、そして外側へ毒を出そうとします。その「外側」と認識されるのが身体の表面を覆っている皮膚（肌）になります。

特に顔にはたくさんの血管や神経が集まり、大量の血液が流れているので、全身の状態が反映されやすいという特徴があります。

内臓から遠いという点では「手、足」にもいち早くサインが出ます。

お子さんの場合は代謝も活発ですぐに表に出やすいので、急にできたホクロや湿疹なども、不調の兆しと捉えることが出来ます。

どの内臓に異変が起きると、顔のどこに変化が起きるか、この絵でわかります。

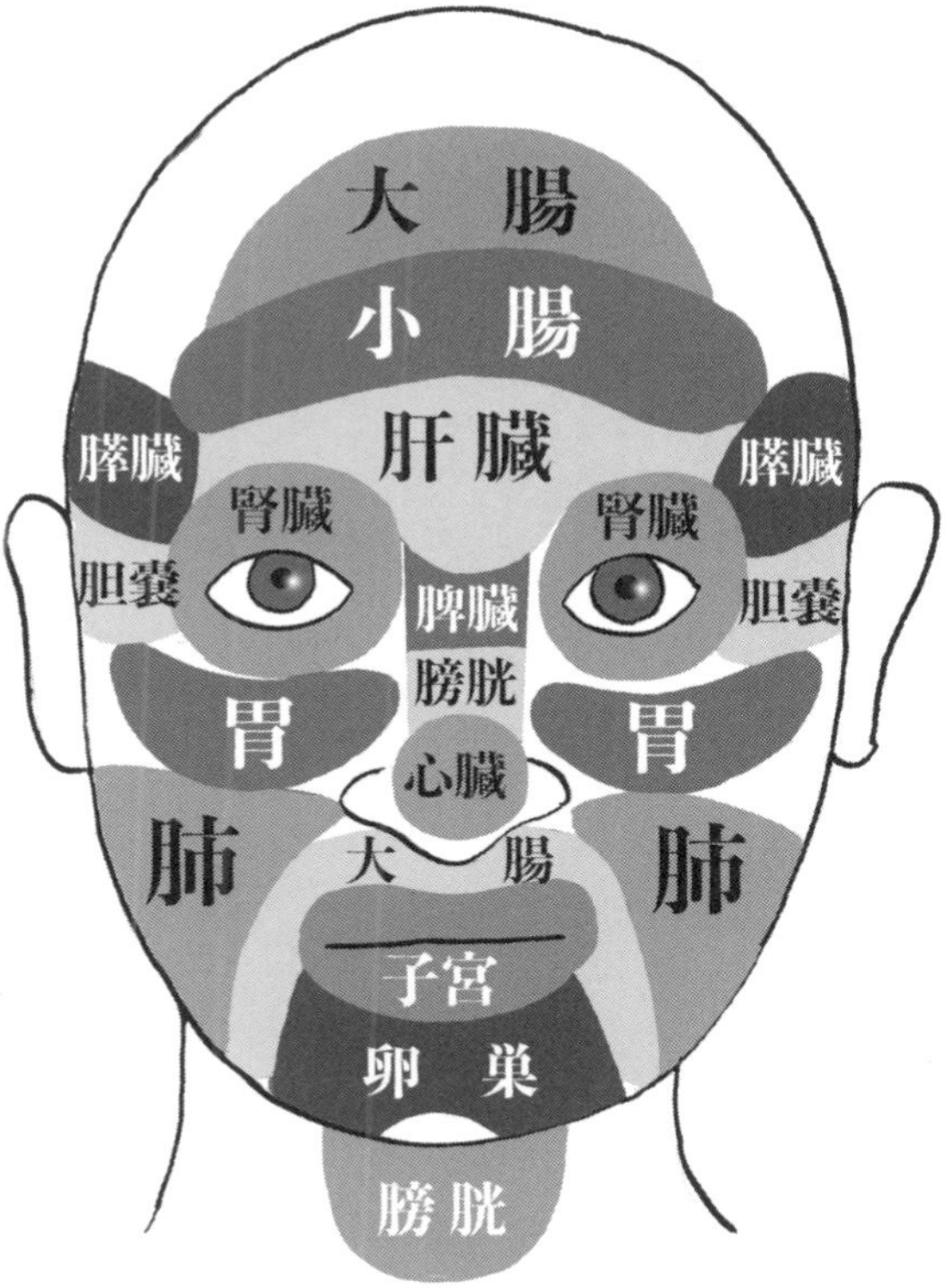
大腸
小腸
肝臓
膵臓
膵臓
腎臓
腎臓
胆嚢
胆嚢
脾臓
膀胱
胃
胃
心臓
肺
肺
大腸
子宮
卵巣
膀胱

浅見　異変とは、たとえばどのようなものですか？

松島　急に出てきた、吹き出もの、ホクロ、シミ、肌荒れ、又は口内炎等です。

お子さんに発熱、湿疹、鼻水、シミ、そばかす、アトピー、アレルギー等が出た場合、身体からの重要なメッセージになる場合が多くあります。顔に異変が起きるということは、その臓器に不要な毒素が溜まったサインであり、外に排出しようと自分の身体に教えているのかもしれません。

特に身体の代謝が活発な子どもであればなおのこと体表に出やすいです。

もし、毎回同じ場所にホクロ、シミ、肌荒れ、吹き出物等が出来たなら要注意です。身体が教えてくれている不調の兆しの重要なメッセージになるからです。

私たちは、どうしても不快な症状や目立つものは悪いものとして受け取ってしまいます。特に子どもにあらわれる症状は親としてたまらない気分になります。

顔は毎日見るし、感情が一番あらわれます。顔にはたくさんの血管や神経などが集まり、常に動いています。全身の状態が一番反映される場所になります。

だから、急にできた吹き出物、シミ、そばかす、ホクロは「毒素」と捉えて迅速な対応が必要だと覚えておいてほしいです。

例をあげておきますね。

・吹き出物↓油脂、砂糖、タンパク質の過剰摂取
・赤い吹き出物↓甘いものが多い
・白い吹き出物↓植物性油が多い
・シミ↓炭水化物過剰摂取（砂糖、果糖）、油脂の過剰摂取
・ホクロ↓炭水化物、タンパク質、脂質の過剰摂取

浅見　身体は過剰なものを出そうとする。それは自己治療。だからこそ、表面に出てくるものが体調の目印になるのですね。

身体は過剰なものを皮膚、とくに顔に出そうとするので、顔は健康状態の重要な情報源。

気分が内臓に負担を与えている場合の見分け方

松島　さらに詳しく、内臓の状態の顔へのあらわれ方を書いておきますね。

「怒・木」 怒りっぽい、イライラする

［負担がかかっている内臓］ 肝臓、胆のう

顔へのあらわれ方

1 眉間に赤み、乾燥、縦じわがある
2 目の充血
3 白目が黄色い
4 おでこやこめかみに青筋が立つ
5 まぶしがる
6 まぶたの痙攣
7 視力異常
8 左のほお骨にほくろや吹き出物がある

「喜・心」興奮しやすい、気がゆるみやすい

［負担がかかっている内臓］心臓、小腸

顔へのあらわれ方

1　おでこに湿疹や吹き出物、ホクロ、シミがある

2　目と目の間の鼻筋が交差する場所に横じわがあったり、黒っぽくなっている

3　鼻先が赤く、吹き出物がある　毛穴が開いている

「思・土」思い悩みがち　くよくよする

［負担がかかっている内臓］脾臓（消化器系全般）、胃

顔へのあらわれ方

1　こめかみにホクロ、シミがある
2　鼻骨がうっすらと黒っぽい
3　鼻筋にホクロ、シミ、吹き出物がある
4　ソバカスがある
5　上くちびるにホクロがある
6　上くちびるが乾燥している

「悲、憂・金」悲観しがち、不安、メソメソする

［負担がかかっている内臓］肺、大腸

顔へのあらわれ方

1　髪の生え際にホクロや吹き出物がある（大腸）
2　ほおにホクロや吹き出物がある
3　肌に白抜けがある
4　肌が白すぎる
5　小鼻が赤い、小鼻にイボがある
6　下くちびるにホクロやシミがあり、乾燥していて縦じわが目立つ
7　下くちびるの輪郭がぼやけている

「恐、驚・腎」不安症、ビックリしやすい

［負担がかかっている内臓］腎臓、膀胱

顔へのあらわれ方

1 髪にコシ、ツヤがない
2 耳にホクロ、耳たぶにシワがある
3 耳鳴り、難聴
4 目の下にクマがある
5 鼻の下にホクロ、吹き出物がある
6 あごにホクロや吹き出物がある
7 まぶたが腫れぼったい

第二部

実技編　内臓＝こころ を整えていく

浅見　さて、五行色体表の活用の仕方を教えていただきました。

・中医学ではこころは内臓に宿ると考える
・そして内臓への手当てによってこころを平穏な状態に持って行ける

ことを習いました。
そして第二部では、実際に整体を教えていただきたいと思います。

松島　わかりました。
それでは具体的な整体について、やり方をお伝えします。
実技を三種類に分けてお教えしますね。

1　頭蓋への手当
2　ツボと内臓への手当
3　神経伝達の軸を作る

の三つです。

浅見　楽しみです。よろしくお願いいたします。

1　頭蓋への手当

松島　頭には、五臓に関連した半端ない数のツボとか経絡があります。

浅見　そういえば、五臓六腑と同じようにツボとか経絡という言葉も耳慣れていますが、実はどういうものかよくわかっていないかもしれません。

松島　ツボは気の出入り口です。それをつないだものが経絡です。

浅見　なるほど。ツボは気の出入り口でそれをつないだものが経絡。

松島　その経絡が頭を通っているのです。そしてそこを整えると、今話してきた内臓を全部整えられちゃうんですね。いっぺんにできちゃうんです。

その結果

- 運動器　機能がよくなる
- 自律神経　よくなる

・不定愁訴に有効

なんですよ。

浅見　ずいぶんお得ですね！　ぜひ教えてください。

1-1　頭蓋へのアプローチ　冠状縫合

松島　まずは百会というツボを探しましょう。

耳と耳を結んだ線をたどります。

鼻のてっぺんから線をたどります。

その交わるところに百会《ひゃくえ》というツボがあります。

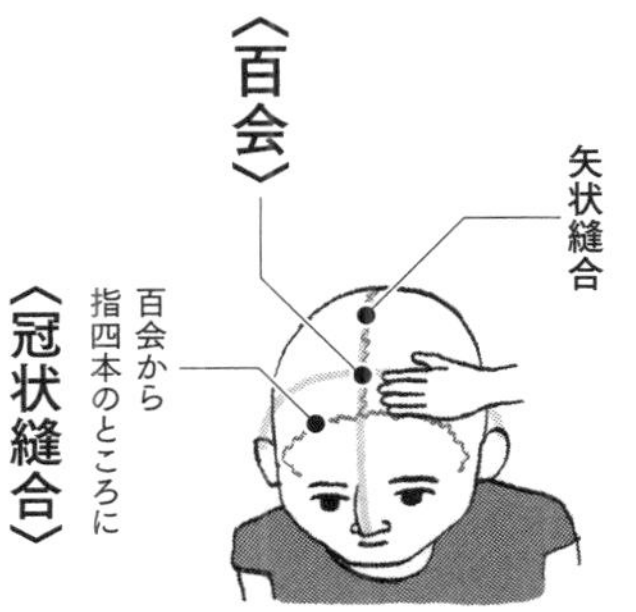

そこからその人の指四本分前の線。
それが冠状縫合です。
施術者ではなく、その人本人の指で四本分を測ってください。
そしてここを押していきます。

浅見　（頭を触りながら）この筋ですね。

松島　頭が柔らかい方は溝があるかもしれません。
それを冠状縫合と言います。

浅見　適当に気持ちよいところを押せばいいんでしょうか。

松島　どんぴしゃじゃなくてもいいです。だいたい、そこらへんでいいです。こめかみまでいかないこと。そのちょっと前で止めましょう。

［冠状縫合］
https://vimeo.com/955056277

ここを押して後ろに引っ張ります。

浅見 強く、ギューギュー押した方がいいんですか？

松島 いえ、やさしくこする感じでいいです。
爪の色が白くなる程度で。
ビフォアアフターをみたければ、事前に姿勢チェックをしておいてもいいですね。

浅見 姿勢がよくなる効果があるのですか？

松島 冠状縫合へのアプローチは猫背改善に効果があると言われています。
鼻づまり、肩こり、自律神経系症状等のある方にもいいようです。

浅見　簡単なアプローチなのに、ずいぶん多方面に活用できるんですね。

松島　これだと、「さあ、整体やりましょう」と構えなくても、頭を洗いながらでもできるのがいいです。
肝、脾、腎、そして胆のうの経絡をすべて網羅していますので。

浅見　それは触るとお得な経絡ですね。

松島　冠状縫合には経絡で言うと、膀胱系、胆経、督脈が通っています。
頭の百会から指四本前あたりの起点は、督脈の「顖会《しんえ》」の位置になります。
ちなみに督脈は、尾骨（お尻のシッポあたり）から始まり、臀部、腰、体幹中央真後ろを上っていき、頭頂部までいきます。そして、前髪、鼻中央を下り上歯で終わる経絡の流れです。

この「顖会」は顔面神経、目の神経の枝の部分になり、三叉神経の枝の部分とも繋がっています。三叉神経→鰓弓神経《さいきゅうしんけい》→扁桃体のつながりは脳神経内科医田中伸明先生の理論にもつながりますね。

自律神経の調整にも効果的ですね。

一方、膀胱系、胆経についてですが、膀胱は腎臓、そして胆のうは肝臓に繋がります。肝と胆、腎と膀胱の関係が深いので。

脾と胃も関係が深いので冠状縫合の終点あたりにある胃のツボを活用します。

浅見　胃のツボもあるのですね。

松島　はい。その胃のツボは、頭維《ずい》と言います。額の角の髪の生え際あたりの場所。物をかむと筋肉が動くところです。「維」は角《つの》という意味で、額の角にツボがあることから名づけられたといわれています。

胃の不調や胃痛の効果があると言われています。

浅見　胃のツボへの手当ては消化吸収の苦手なお子さんにもよさそうですね。

大人ならセルフでやってもいいですね。

一日一回やるのだって、これだけ簡単なら、苦にならない。

松島　効いていたら、姿勢がよくなったり呼吸が深くなったりします。

浅見　そうやって身体が整えば、精神的にも落ち着きますね。

松島　経絡を通過しているので、臓器を触らなくても効くんです。
そしてお子さんたちも、この整体は喜んで受けてくれるのですよ。

浅見　気持ちがいいからですね。

1-2 頭蓋へのアプローチ　矢状縫合

松島　次は、矢状縫合へのアプローチです。

頭蓋の後ろ面。

生まれた赤ちゃんの頭蓋はまだ柔らかいのですが、最後に骨がくっつくところです。縦のラインですね。

ここへの施術は、身体の後面に効果があります。

脚がつるといった症状や、太ももの裏や背中を整えるのに効果があります。耳鳴り、横隔膜、呼吸改善、自律神経症状等にも効果があります。

このアプローチによって、いいツボを五つ押すことになるんです。顖会、前頂《ぜんちょう》、百会《ひゃくえ》、後頂《ごちょう》、強間《きょうかん》の五つです。

効果としては

・なんとなく頭が重く感じられるような疲れや、顔のはれ、身体のむくみがあるとき

・頭痛、耳鳴り、鼻づまり、めまいなどのほか、精神的な疲れによる不眠など

を緩和すると言われています。また

・頭の疲れ全般

・食欲を抑制する

などという効果もあります。

浅見　いいですね。そしてその矢状縫合の見つけ方は？

松島　簡単です。先ほど冠状縫合を見つけましたね。百会の指四本前でした。そこから縦に開いていくんです。

縦の線を、押したら開く。押したら開く。指を曲げて伸ばすだけでいいんです。力を入れるのは親指だけ。他の指は支えているだけそれを何点かやればいいです。押すというか横に開くイメージです。

ここには筋膜も通っています。そこにも刺激が入ります。

浅見　縦に開いていくんですね。どこまでですか？

［矢状縫合］
https://vimeo.com/955056016

松島　後頭部に出っ張りがあります。外後頭隆起といいます。その指三本前まで、と一応なっているんですが、わからなかったらずっといってしまえばいいです。

浅見　（頭を触りながら）気持ちいいですね。

松島　矢状縫合への施術はまた、横隔膜を整え、呼吸や自律神経症状等の改善効果が期待できると言われています。
恥骨が締まり、腰痛に効果があるとも言われています。
先ほどお話した督脈という経路をたどることになり、身体の後ろ面を整えると言われています。

2 ツボと内臓への手当て

松島　さて、頭蓋へのアプローチの次は、内臓へのアプローチです。

浅見　中医学について学ぶと、「内臓へのアプローチ＝こころへのアプローチ」だと確信が持てるようになりました。

療育整体に出会う前から、花風社ではずっと「季節の変わり目に強い身体になるといいな」という問題を追及してきて『芋づる式に治そう！』という本を作りました。

そのときに腎臓の大切さを知りました。

腎臓は手で温めているだけでも気持ちいいし、咳とか収まるんですよね。手当てって大事なんだと思います。

そして肝臓への手当ても教えていただき、臓器がどこにあるかわかれば、そこに触れる＝温めるだけでずいぶん状態が変わることがわかりました。

こんなに簡単なことなのだから、大人も子どもも中医学の知恵を活かしていけばいいと思います。

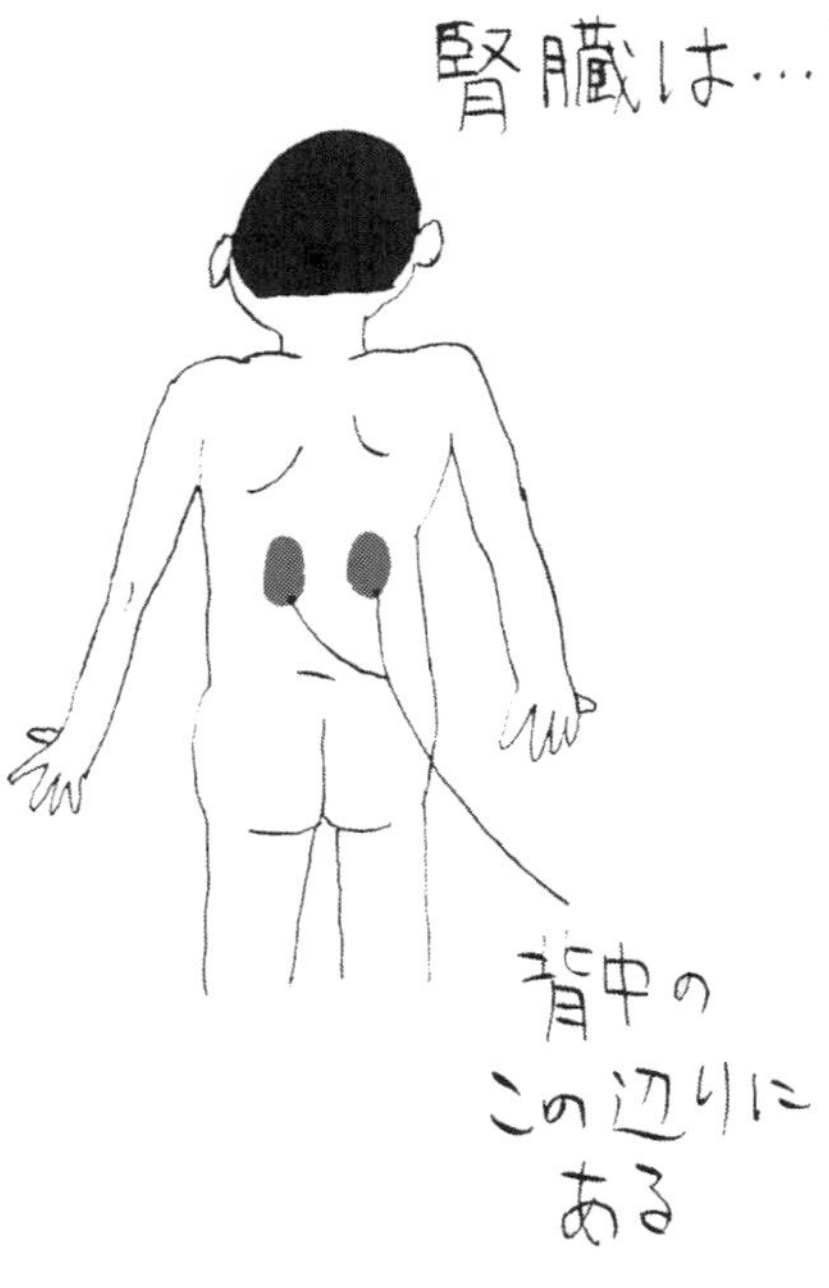

『芋づる式に治そう！―― 発達凸凹の人が今日からできること』より

松島　お話ししてきたように、腎への手当ては場面緘黙への手当てにもなります。腎は恐怖を司っているので。腎は膀胱と関係が深いので背中の両脇にある太い筋肉（脊柱起立筋）を擦るのも有効です。腎を調整するために触れられる場所はけっこうあります。

臓器や筋肉に触れることも効果がありますが、今回三陰交というとても便利なツボをご紹介します。肝臓、腎臓、脾臓に良いとされているツボです。

このツボと腎臓付近を同時に触れるのもいいのですよ。

2-1 臓器とツボを触る　肝への手当て

松島　三陰交は、内くるぶしの指で三本上がったところにあります。

この三本分というのは、施術を受ける本人の指で測ります。

骨と皮の間に溝があります。
ここ指三本ではさみながら、下からすくい上げるように肝臓を触り上にあげてあげます。短い時間、三十秒から一分でいいです。
そうすると肝臓がやわらかくなります。触っているとわかりますよ。肝臓が動いている証拠です。肝への手当てですから、イライラしている人にいいですよ。

浅見　三陰交は便利なツボですね。

松島　三つの経絡が交わるところなんです。だから効くんですよ。鍼灸で三陰交に針を打つこともありますし、お灸してもいいんです。触るだけでもいいんですよ。

浅見　今ってお灸ほど激しくなくてもちょっと温かくなるパッチみ

[肝への手当て]
https://vimeo.com/955056932

たいなのもドラッグストアとかに売っていますね。
ああいうのでもいいんですか？

松島　もちろん、ああいうものでも効果があります。

浅見　発達障害の問題って、行動の問題とされてきました。行動は情動の表出で、情動は変えられないとされてきた。「発達障害は治らない」と決めつけられてきました。でも内臓への手当てで情動が変わると、行動も変わりますね。

松島　薬物にしても、脳に働きかけるものばかりですよね。それを変えたかったたですね。療育整体ではそれが可能だと思います。

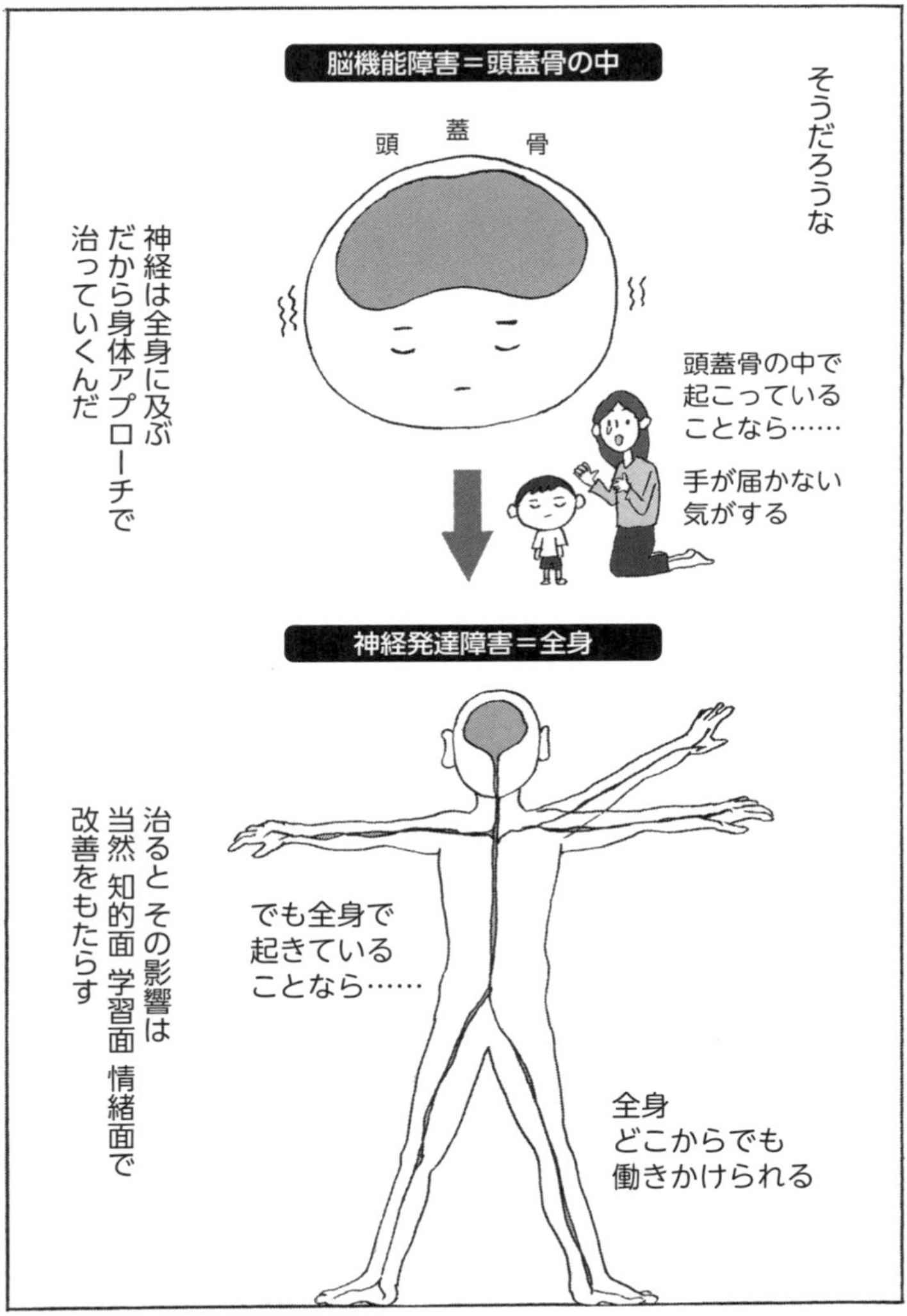

『NEURO —— 神経発達障害という突破口』より

2-2 臓器とツボを触る　胃・脾臓への手当て

松島　消化吸収の入り口、胃についても手当てをお伝えしておきます。ここも調子を崩すと消化が悪くなり、思い悩んだり、一つのことから切り替えができなくなったりします。

ここでは足の三里というツボを使います。有名なツボです。膝のお皿の外側、へこんだところがあります。そこから指四本下に足三里があります。ここを押します。受けている人が気持ちよければそれでいいです。

足三里を抑えたまま、胃を抑えます。みぞおちのあたりですね。

浅見　この動画の中でもおっしゃっていますが、左脚がいいんですね。

[胃への手当て]
https://vimeo.com/955056509

松島　リンパは左を通るのです。

浅見　鎖骨マッサージとかも左にすることが多いですね。

松島　三十秒か一分くらい触っていると胃が柔らかくなります。寝ているお子さんにもできる施術です。

◎脾と胃・栄養吸収について

松島　「脾胃論」という古い文献があります、全ての病気は脾胃の失調から始まると説いたものです。

脾と胃は、続けて触るといいんです。脾臓、胃は共同して働くことで消化、吸収、排泄などの機能がより良く働きますから。少し圧を入れても良いです。

浅見　先ほど、言葉が出ないお子さんは消化吸収能力が育っていないという話が出ました。

たしかに栄養が身体に入っていかない状態では、発達はきついと思います。

実は脾臓と胃は、最初に気を付けるべきところかもしれません。

自閉症のお子さんによくあると言われる偏食も、色々なものを消化するように内臓が育っていないからかもしれないですね。

松島　そうなのです。自閉症のお子さんを含め、ひとりひとりの消化吸収能力には、バラつきがあって当然なんです。そして偏食だと、成長や発育に必要なビタミンやミネラルなどの栄養素が不足しやすくなります。また脾臓、胃の働きが弱いと消化吸収に体力が奪われるため、気力や体力が消耗していきます。

浅見　胃と脾臓は連続して触るといい、ということですが、胃の場所はだいたいわかります。ただ第一部でも言ったように、脾臓って、身体のどこにあるかわからないです。

松島　脾臓は直接触れることはできません。小さいし、肋骨の中にあるので。

左肋骨（左肋骨の真横辺り）にあります。胃を触って、手のひらで身体の横（身体の側面）を触った辺りと説明します。

脾臓と三陰交に同時に手を当てるのもいいですよ。

三陰交を抑え、脾臓を抑えます。

そうすると肋骨がゆるんできます。

ただただ触るだけでいいのです。

「クヨクヨ」っや「切り替えができない」現象への手当てにもなります。

浅見　脾臓にはそういう機能もあるのですね。免疫においても重要な役割を担っているみたいですから、大事にしたいですね。

2-3　臓器とツボを触る　心への手当て

松島　次は心臓の動きをよくします。

浅見　これもまた大事ですね。

松島　ここでは神門というツボを使います。手首を曲げると筋が出てきます小指側に穴ぼこがあいています。そうしたらそこをはさんで、心臓に手を当てて三十秒から一分触れていてください。

循環器系がよくなりますので血流がよくなります。顔をみて顔色が悪かったり末端が冷えている方にはこれをやってあげるといいですよ。

これも肋骨が柔らかくなり、呼吸がラクになります。

浅見　なるほど。

松島　場所を覚えておけば、寝ている間にもできますね。

2-4 臓器とツボを触る　肺への手当て

松島　次は肺兪、肺への手当てです。

肺は両側に二つありますので、二回やります。

前に頭を倒すと、出っ張ってる骨があります。これが第七頸椎です。

［心への手当て］
https://vimeo.com/955058259

そこから指三本分下りたところ。

そこから指二本分横へ。

ここに親指を入れてもいいですし、くすぐったがるお子さんとかには、指三本で広い面を押してあげてもいいです。


ここを触りながら、肺に触るんですが、肺は肋骨の中にあり、触れないので、脇腹を触ります。

これで三十秒から一分、じっとしています。

すると呼吸がラクになってきます。

肋骨の動きがよくなるのでわかります。

これを両側やります。

[肺への手当て]
https://vimeo.com/955055580

3 臓器への整体は問題行動の根本解決につながる

松島 このように臓器への整体は、きわめてシンプルです。そして短時間で済みます。
顔を見ながら、不調だな、と思うところがあったらやってあげたらいいですよ。

浅見 一つ質問です。
三陰交とか、三里のツボと臓器の側は同じでなくてもいいし別でもいいのですか？

松島 はい。二か所一緒に触れれば状況に合わせてやってあげるといいと思います。
ツボだけ触っていても効くんです。でも一緒に臓器を触ってあげると弛むのがわかりますよ。

触って柔らかくなったら終わり。気持ちがよかったらＯＫです。

整体はほんの短い時間でお子さんが変わっていくのですけど、「やって」、っていうお子さんは少ないですよね。でもこういう整体なら生活の中で自然にできます。やった気もやられた気もしないけどやっている、となります。

そして五行色体表を覚えておけば、何かしらできることがあるのです。

浅見　暴れて手の付けられない子がいると「強度行動障害」とかいうレッテルを貼っておおまじめに遠回りなことをやっている支援が多いですよね。一粒の卵ボーロで釣って表向きだけ都合よく行動変容させようとしたりして、効果はないけど支援側だけやった気になっている。
でも「癇癪＝怒り＝肝」と考え、肝への手当てをした方が、本人のもやもやも解消して、根本解決に近いですね。

4 神経伝達の軸を作る

4-1 指から軸を作る

松島 さて、では次は神経をつなげる整体をお教えします。

神経発達障害は神経の伝達にバグがあるわけですので、身体に軸を入れて、伝達はこういくんだぞという経路を脳に教えてあげるんです。

そうすると、指がまっすぐになり、手が上がるようになります。

人の身体には神経伝達の道筋が元々あります。

神経伝達の不具合のほとんどが手の指先、足の指先からはじまります。

脳に一番早く刺激を入れるには、身体の末端、末梢である指先、足先からの刺激が効果的です。

指関節、足指関節に軸圧（圧縮）を入れるのは、指関節〜肘関節〜肩関節等（各関節には感覚受容器があります）にある感覚受容器を刺激して全身の筋収縮力を高め、運動機能を改善するためです。骨に圧力をかけて動かすことで刺激しています。

指先、足先から軸圧を入れて軸を作ることによって、手指・足指、一本一本にある力（神経伝達）の通り道を脳と身体に思い出させることが目的です。

真の健康とは脳からの指示に最速で動く（反応）できる身体のことだと思うからです。

浅見　指先足先がまっすぐであることがそれほど大事だったのですか。手が上がることも。

松島　軸が通って信号がつながりやすくなった証拠なのです。でもたいていの人は指がちょっと曲がっていますね。

浅見　そうですね。

松島　指をまっすぐにするために、引っ張ったり刺激を入れたりしなくていいんです。

まず、手のひらに軸を入れるイメージで指に圧をかけます。

次にそれを手首まで通すイメージ。

次は肘まで通すイメージ。

［指から軸を作る］

https://vimeo.com/955057182

そしてその次は肩まで通すイメージ。
あくまでイメージでいいのです。
圧を入れてから、指がまっすぐになるようにします。
これで身体に軸が通ります。
軸ができました。
神経伝達がとてもよくなります。
結果、指がまっすぐになります。
引っ張ったりはじいたりねじいたりはよくあるけど、押し込む、
というのをやる人はあまり多くありません。

浅見　なるほど。

4-2　首から軸を作る

松島　今度はそれを首でやってみましょう。背骨に軸を入れます。

施術を受ける方に仰向けに寝てもらい、首に軸圧を入れます。

両手で頭を持ったまま、少し上にあげます。

そして頭を8の字、∞のかたちに振るのです。

コツは圧を入れたまま∞に振ることです。

一分くらいやってあげると、身体がつながります。

これで、背骨、お尻、身体がつながります。

神経発達がとてもよくなりますよ。

とても手軽にできるものばかりですから、ぜひ皆さまも実践してみてくださいね。

［首から軸を作る］
https://vimeo.com/955057965

あとがきに代えて

さて、読者の皆さま、療育整体二冊目の本はいかがだったでしょうか？

本書では療育整体師の松島眞一さんに中医学の知恵について教えていただき

・こころは内臓に宿ること
・内臓の整え方

を習いました。そして最後に

・神経伝達をよくする身体のつなげ方

を学ぶことができました。

本書の学びと実践を通じて、発達障害と呼ばれる現象による困りごとがなくなり、自由で幸せな生き方のできる人が増えればいいと思います。

それが、松島眞一さんと、花風社の共通の願いです。

皆さまの未来が喜びに満ちたものでありますように。

花風社　浅見淳子

松島眞一（まつしま・しんいち）

療育整体師。「療育整体院・ゆらぎ」院長。発達キッズ協会代表理事。訪問型・からだ発達支援。
上海中医薬大学日本校にて 中医学全般を学ぶと同時に浪越指圧、経絡指圧、カイロプラクティック等、多種手技療法を学ぶ。自宅にて整体院開業。整体師として、過去 約22年間でのべ 1万9000人を施術。カルチャーセンター等で整体講座を開催し講師を勤める。立川市社会福祉協議会、近隣の自治体と共催でイベントを多数開催。2017年 、発達キッズ協会を設立。発達援助の身体アプローチ「療育整体」創案。「訪問型・療育整体院・ゆらぎ」をスタート。自身も発達障害の娘を持つ父として多くを学んだ経験から、服薬なしで済む発達援助方法を模索し、療育整体を創案する。娘の目覚ましい改善をきっかけに、協会を立ち上げ、学童保育や放課後デイサービス等にて整体や体操を教える。同じ悩みを持つ保護者、子ども向けに全国でワークショップや整体講座を行う。「施術を受けて子どもが落ち着いてきた」「学校で座って先生の話を聞けるようになった」等の声が続出。「発達障害の親にも子にも、しなくていい苦労はさせたくない」を信条として、シンプルで誰にも取り組める療育整体を広めている。著書に『療育整体 —— 勝手に発達する身体を育てよう！』（花風社）がある。

◆ メールマガジン「発達の足音」
https://home.tsuku2.jp/merumaga_register_nologin.php?scd=&mlscd=0000203470&agt=

浅見淳子（あさみ・じゅんこ）

編集者。（株）花風社代表取締役社長。コミュニティサイト「治そう！ 発達障害どっとこむ」管理人。

20年以上発達障害の世界をみつめ、主として身体アプローチの本を出してきた。著書に『NEURO —— 神経発達障害という突破口』（花風社）等がある。

◆ コミュニティサイト「治そう！ 発達障害どっとこむ」
https://naosouhattatushogai.com

［実技協力］
本庄太朗（ほんじょう・たろう）

療育整体師。

療育《りょういく》整体《せいたい》で「こころ」を育《はぐ》む

2024年7月17日　第一刷発行

著者　松島眞一

イラスト　小暮満寿雄
デザイン　土屋 光
発行人　浅見淳子
発行所　株式会社花風社
〒151-0053 東京都渋谷区代々木2-18-5-4F
Tel：03-5352-0250　Fax：03-5352-0251
Email：mail@kafusha.com　URL：http://www.kafusha.com

印刷・製本　中央精版印刷株式会社

ISBN978-4-909100-21-4

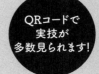

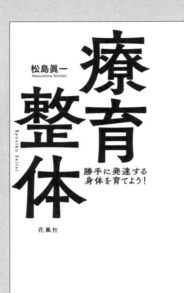

花風社の本

発達障害治療革命! 脳神経内科医からの提言

田中伸明＝著　　ISBN978-4-909100-20-7　本体2,000＋税

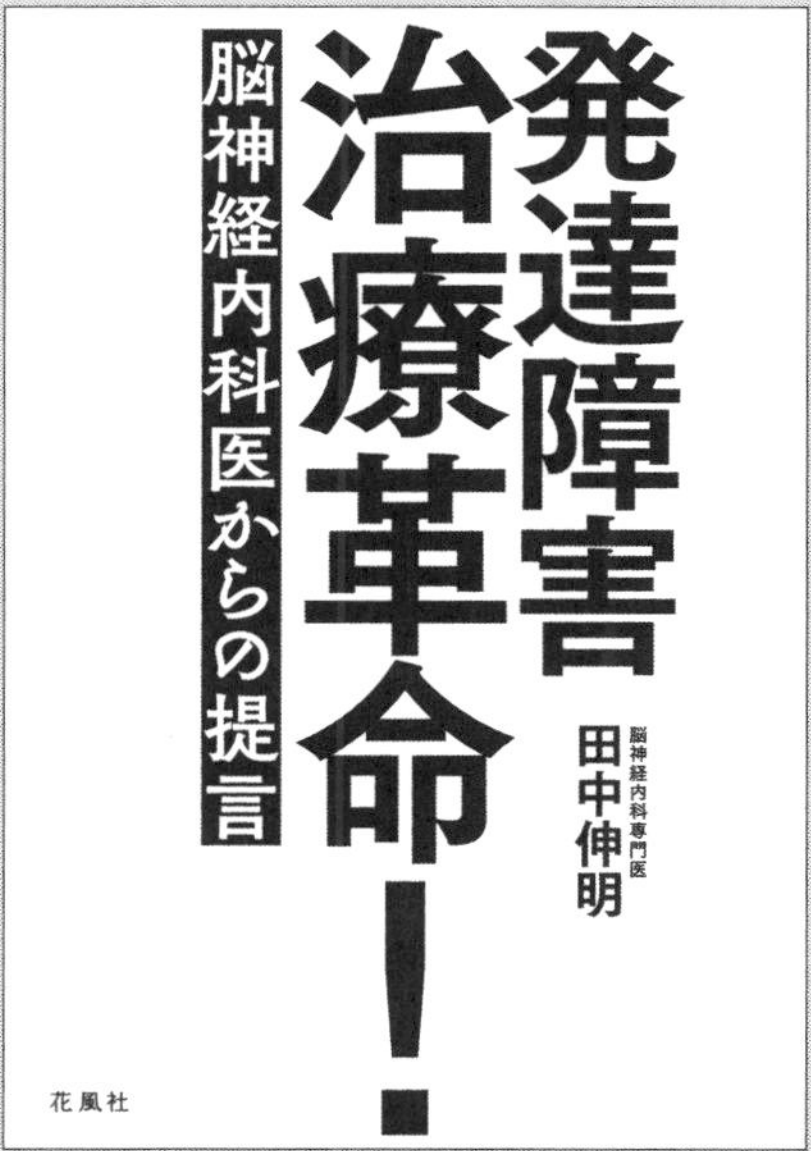

発達障害＝神経発達症。

……ならば

脳神経内科医の出番だ!

解剖学的にみるとどういう障害なの?

原因は何? 治るの?

様々な疑問に応え

発達障害の未来に光を当てる一冊!